내분비 기능검사의 수행과 판독 및 보험규정

대한내분비학회 보험위원회

대한내분비학회

군자출판사

내분비 기능검사의 수행과 판독 및 보험규정

첫째판 1쇄 인쇄 | 2008년 5월 1일
첫째판 1쇄 발행 | 2008년 5월 15일

지 은 이 대한내분비학회 보험위원회
발 행 인 장주연
편집디자인 임현주
표지디자인 이지선
발 행 처 군자출판사
등 록 제 4-139호(1991. 6. 24)

본 사 (110-717) 서울특별시 종로구 인의동 112-1 동원회관 BD 3층
Tel. (02) 762-9194/5 Fax. (02) 764-0209
대구지점 Tel. (053) 428-2748 Fax. (053) 428-2749
광주지점 Tel. (062) 228-0252 Fax. (062) 228-0251
부산지점 Tel. (051) 893-8989 Fax. (051) 893-8986

www.koonja.co.kr

* 파본은 교환하여 드립니다.
* 검인은 역자와의 합의 하에 생략합니다.

ISBN 978-89-7089-349-5

정가 50,000원

Preface

내분비 기능검사는 내분비 질환의 병태 생리를 이해하고 정확한 진단과 치료를 이끌어내는데 필수적입니다. 내분비질환의 정확한 진단은 임상 소견과 더불어 내분비검사결과의 논리적인 해석에 근거를 두기 때문입니다. 따라서 내분비학의 발전과 함께 축적된 지식을 바탕으로 복잡한 과정의 내분비 검사와 그 결과를 표준화하는 것은 내분비학을 전공하는 의사 뿐만 아니라 일반 의사에게도 큰 도움이 될 수 있을 것입니다. 이에 내분비학회에서는 현재까지의 연구 결과를 종합하여 내분비 기능검사 책자를 발간하게 되었습니다.

이 책자는 내분비 질환을 보다 객관적이며 정확히 진단할 수 있는 근거를 마련해 주는 것은 물론이며 기능 검사의 보험 적용을 명확히 함으로써 보험 체제 하에서 효율적인 진료를 이끌어낼 수 있을 것으로 판단됩니다. 현재의 의료 보험에서는 의사의 업무량, 진료 비용, 위험도 등을 고려하여 모든 의료 행위에 상대가치라는 점수를 부여하고 있으며 내분비 기능검사도 예외가 아닙니다. 이런 변화에 맞춰 내분비 기능검사 책자는 합리적인 진단과 현재의 의료 제도에서 최적의 진료를 할 수 있는 길잡이가 되어줄 것으로 기대하며 이 책자를 통하여 내분비학의 지식이 확산되기를 바랍니다. 끝으로 이 책자를 발간하기까지 노고를 아끼지 않으신 보험 위원회 여러분과 학회 임원, 출판 관계자 여러분께 깊은 감사를 드립니다.

2008년 4월

대한내분비학회 회 장 김 기 수

대한내분비학회 이사장 김 성 연

Contributors

강호철 (전남대)

김대중 (아주대)

김덕윤 (경희대)

김상완 (서울대)

김선욱 (국립암센터)

김성연 (서울대)

김성운 (경희대)

김성훈 (관동대)

김용현 (분당제생병원)

김유미 (일산병원)

김종화 (부천세종병원)

김형진 (관동대)

노정현 (인제대)

목지오 (순천향대)

박소영 (관동대)

백기현 (가톨릭대)

송영득 (일산병원)

신영구 (연세대)

오기원 (성균관대)

이기영 (가천대)

정윤석 (아주대)

정호연 (경희대)

조보연 (서울대)

최영식 (고신대)

한기옥 (관동대)

Contents

Chapter

01 내분비 검사의 실시와 결과의 판정

Chapter

02 뇌하수체 기능검사

Contents

Chapter

03 갑상선 기능검사

Contents

Chapter 04 부신 피질 기능검사

Chapter
05 부신 수질 기능검사

Chapter
06 성선 내분비 기능검사

Chapter
07 당뇨병의 평가와 췌장 내분비 기능검사

Contents

Chapter
09 지질대사 검사

Chapter
10 비만과 내분비 기능검사

Chapter
11 위장관 호르몬 검사

Chapter 01

내분비 검사의 실시와 결과의 판정

내분비 질환 진단의 성립 여건

내분비 질환이 의심되면 선별검사를 실시한다. 의심하는 내분비 질환의 원인 및 병태생리를 충분히 숙지한 다음 필수적인 검사 항목을 선택해야하며, 검사 실시 전에 검체 채취에 대한 주의 사항 및 부작용과 대책에 대한 준비가 되어 있어야 한다.

내분비 대사 질환을 진단하기 위해서는 먼저 내분비 대사 질환을 의심해야 하며, 다음에 검사의 시행과 결과의 해석에 대한 논리적인 설명이 필요하다. 전자는 경험과 직관에 의해 이루어지며, 후자는 자신의 노력과 연구에 의해 완성된다.

내분비 검사의 특성

임상적으로 내분비 질환이 의심되었으나 검사소견이 정상인 경우를 흔히 경험하게 된다. 특히 내분비 기능장애가 심하지 않을 경우 검사소견은 정상이므로, 부분적인 내분비 조절장애를 진단할 수 있는 다른 방법을 찾아야 한다. 내분비기능 이상을 찾아낼 확률이 높은 검사방법으로 다음과 같은 것들이 있다.

1) 연속적으로 호르몬을 반복 측정한다. 호르몬이 박동적으로 분비되거나 일중 변동이 있는 경우에는 호르몬의 반복 측정이 필요하다.
2) 많은 호르몬은 되먹이기 조절을 받으므로 호르몬 짝(예를 들어 T4와 갑상선자극호르몬, 칼슘과 부갑상선호르몬 등)을 같이 측정하면 각각 측정했을 때 보다 중요한 정보를 얻을 수 있다.
3) 호르몬 생산을 억제 또는 자극하는 역동적 내분비 검사는 단일 호르몬 측정에서 얻을 수 없는 정보를 제공하며, 특히 경미한 기능이상을 조기진단하는데 중요한 역할을 한다.

내분비 검사시 주의점

대부분의 병원에서 채혈하는 사람과 검사 결과를 판독하는 사람이 다를 때, 채혈조건에 따라 결과가 달라질 수 있으므로 검사를 실시한 의사가 검사 결과를 판단하는 것이 좋다. 특히 검체 채취 시간과 병록번호의 정확한 기재는 매우 중요하다. 또한 여성의 경우 월경주기가 성호르몬 농도의 이상 판단에 중요하므로 반드시 기재하여야 한다.

내분비 검사의 시행시 다음과 같은 사항을 주의해야 한다.

1) 검체는 정확히 채취되었는가?

2) 24시간 소변은 완전히 모아졌는가?

3) 검체는 채취 후, 정확히 보관되고 측정되었는가?

4) 측정에 영향을 주는 약제(건강식품을 포함하여)는 복용하지 않았는가?

검사 결과의 해석

호르몬치의 이상이 있다고, 그 호르몬을 분비하는 내분비선의 이상이라고 곧바로 단정할 수 없는 경우도 있다. 특히 갑상선, 부신 피질, 성선 등은 [시상하부]– [뇌하수체] – [내분비선] – [표적장기]의 서열 구조에 있으며, 이러한 구조 중에서 어느 한곳의 이상이라도 표적장기의 이상 증상으로 나타나서 하위 호르몬의 이상을 보인다.

호르몬치가 정상일 때 그 호르몬을 분비하는 내분비선의 기능이 정상이라고 단정할 수 없는 경우도 있다. 많은 호르몬은 되먹이기 기전에 의해 조절된다. 예를 들어 유리티록신은 뇌하수체 전엽에서 생산되는 갑상선자극호르몬의 생산과 분비에 의해 촉진되는데, 갑상선의 이상으로 유리티록신 분비가 저하되면 갑상선자극호르몬의 분비가 항진되고 갑상선이 비대되면서 유리티록신은 정상 범위가 될 수 있다. 갑상선종이 있으며유리티록신이 정상인 경우, 갑상선자극호르몬을 측정하지 않으면 갑상선기능저하증을 진단할 수 없다. 이런 경우에는 검사치는 정상이라고 해도 갑상선 이상으로 해석할 수 있다.

자극 시험에서 무반응이나 반응 저하일 경우 그 장기의 이상이라고 단정할 수 없다. 내분비 장기는 상위 호르몬의 자극에 의존성을 보이므로 상위 호르몬의 결핍시 하위 내분비선의 원발성 장애 없이 호르몬 생산 예비능의 저하를 보인다. 그러므로 하위 내분비선은 한번의 자극시험에 무반응 또는 반응저하를 보일 수 있다. 예를 들면 뇌하수체의 성선자극호르몬 생산세포는 시상하부의 방출 호르몬에 대한 의존성이 강하여, 뇌하수체의 호르몬 분비가 저하되었을 때 한번의 황체형성호르몬 유리호르몬 자극시험에 반응이 없으나 연속적으로 반복 자극 후에 자극시험을 실시하면 반응성 회복을 볼 수 있다.

내분비 검사는 단순한 혈액 및 소변 측정뿐만 아니라 복잡한 억제 및 자극검사가 포함되어 있다. 내분비 기관의 특성상 복잡한 기능검사가 필요 불가결하지만 그 해석에 있어 정확성은 항상 문제가 된다. 많은 내분비 질환이 흔하지 않는 경우가 많아 정상과 비정상을 구분하기위한 연구들이 충분한 수의 환자를 대상으로 한 것이 아닌 경우가 많다. 그러므로 어떠한 기준도 정상과 비정상을 구분하는데 완벽하지 못한 실정이다. 게다가 연구자들 마다 서로 다른 기준을 적용하는 경우도 흔히 볼 수 있어 내분비를 전공한 의사들 조차도 혼란을 겪게 된다. 독자들은 이와같은 현실을 염두에 두고 검사의 민감도와 특이도 및 환자의 임상소견 등을 고려해서 종합적인 판단을 내려야 한다.

내분비 검사 실시의 세부사항

1. 환자에 대한 설명

가능한 자세하게 검사에 대해 설명한다. 채혈 회수에 대한 이해가 필요하며, 특히 반복된 부하검사가 예정된 경우에 치료는 안하고 피만 뽑는다고 강한 불만을 나타낼 수 있으므로 주의를 요한다.

2. 검사의 조건

호르몬 분비는 식사, 운동, 체위, 스트레스 등의 영향을 받으므로 실시 전에 지침서를 잘 읽고 검사 실시 일정을 결정한다. 특히 연속하여 자극검사를 시행하는 경우 이전 검사의 영향을 고려한다. 다음과 같은 검사 조건을 잘 알고 있어야 한다.

1) **일중 변동이 큰 호르몬 :** 부신피질자극호르몬, 코르티솔, 알도스테론, 항이뇨호르몬
2) **스트레스, 운동의 영향이 큰 호르몬 :** 부신피질자극호르몬, 성장호르몬, 글루카곤, 프롤락틴, 카테콜라민
3) **식사의 영향이 큰 호르몬 :** 인슐린, 글루카곤, 레닌 활성
4) **체위의 영향이 큰 호르몬 :** 알도스테론, 레닌 활성, 항이뇨호르몬

24시간 소변 측정은 정확하게 소변을 모으지 못하면 결과 해석에 심각한 오류를 가져올 수 있다. 아침 첫 소변을 버리고 다음 소변부터 모아서 다음날 아침 첫 소변까지 모으도록 교육해야

한다. 노인이나 배변에 이상이 있는 경우 특히 강조해야 한다. 24시간 소변의 적절성을 평가하기위해 24시간 크레아티닌 배설량을 함께 측정해야 하는데, 남자의 경우 20-25 mg/kg/day, 여자의 경우 15-20 mg/kg/day정도가 되어야 소변량이 적절하다고 할 수 있다. 또한 2회 연속 측정할 경우 크레아티닌의 총배설양의 차이가 10% 이내이어야 한다[1,2].

3. 간호사에 대한 설명

채혈용 시험관의 준비에서부터 혈청이나 혈장의 분리까지 의사가 직접 하는 경우가 많지 않으므로 충분한 협조를 얻기 위해서는 병원의 모든 직원에게 검사의 의미를 설명해야 한다. 특히 다음과 같은 검체의 취급에 대한 주의사항이 틀리지 않도록 지시해야만 제대로 된 검사와 판독을 할 수 있다.

1) 검사 전 금식여부
2) 준비할 채혈용 튜브의 종류
3) 채혈 후 검체의 냉각 보관 여부
4) 원심분리 전 보관 가능시간
5) 검체의 번호

4. 채혈방법

채혈을 위해 주사바늘로 여러 번 찌르는 방법은 반드시 피해야하며, 스트레스가 없이 채혈할 수 있도록 혈관 유치 침을 사용한다.

최근 판매되고 있는 헤파린 록 주사침은 편리하게 사용할 수 있다. 헤파린 록 주사침은 혈액응고를 방지하기 위해 헤파린 첨가 생리식염수(헤파린 100 U를 생리식염수 10 mL에 용해)를 채워놓았다. 채혈시 0.2~0.5 mL의 혈액을 뽑아 헤파린 첨가 생리식염수를 제거한 후 검체를 채취한다. 검체를 채취한 후 매번 소량의 헤파린 첨가 생리식염수를 통과시킨다.

내분비 기능항진증으로 검사치가 측정범위를 벗어날 것으로 예상되는 경우 검체의 희석검사를 의뢰한다. 예를 들어 심한 말단비대증에서 혈청 성장호르몬이 50 ng/mL 이상으로 예상될 때 자극시험을 실시하여 성장호르몬의 농도 변화 양상을 보려는 경우 희석하지 않은 샘플로 검사하면 자극 전이나 자극 후에 모두 50 ng/mL 이상이면 변화를 알 수 없으므로 희석하여 검사할 수 있도록 내분비 검사실에 연락한다.

5. 부작용과 대책

검사 실시 전 반드시 지침서를 잘 읽어 일어날 수 있는 부작용에 대한 대처를 준비해야 한다. 특히 검사 전 반드시 혈관의 확보가 필요하다.

참고문헌

1) Williams Textbook of Endocrinology, 10th edition, p 516

2) Harrison's Principles of Internal Medicine, 16th edition, A-11, p 415

Chapter 02

뇌하수체 기능검사

가. 뇌하수체 전엽 기능 검사

복합 뇌하수체 자극 검사 (Combined pituitary function test)

1. 검사 목적

인슐린 (성장호르몬유리호르몬, 부신피질자극호르몬유리호르몬), 갑상선자극호르몬유리호르몬, 황체형성호르몬유리호르몬를 동시에 정맥 주사하여 뇌하수체에서 분비되는 각종 호르몬 분비능을 동시에 검사한다.[1]

2. 방법

1) 인슐린, 갑상선자극호르몬유리호르몬, 황체형성호르몬유리호르몬을 이용한 자극검사

아침 공복에 채혈 침을 삽입하고 생리식염수를 정맥 주사하여 30분 이상 안정시킨다. 기저치를 채혈하여 혈당, 성장호르몬, 난포자극호르몬, 황체형성호르몬, 갑상선자극호르몬, 프롤락틴, 부신피질자극호르몬, 코르티솔을 표시한다. 속효성 인슐린 0.05-0.15 U/kg[1]을 생리식염수 5 mL에 섞어서 정맥 주사하고, 갑상선자극호르몬유리호르몬 200 μg과 황체형성호르몬유리호르몬 100 μg을 생리식염수 5 mL에 섞어 일시에 정맥 주사 한다. 주사 후 30, 60, 90, 120 분에 채혈하여 혈당, 성장호르몬, 난포자극호르몬, 황체형성호르몬, 갑상선자극호르몬, 프롤락틴, 코르티솔을 검사한다.[1]

2) 성장호르몬유리호르몬, 부신피질자극호르몬유리호르몬, 갑상선자극호르몬유리호르몬, 황체형성호르몬유리호르몬를 이용한 자극검사

성장호르몬유리호르몬 1 μg/kg, 부신피질자극호르몬유리호르몬 1 μg/kg, 갑상선자극호르몬유리호르몬 200 μg, 황체형성호르몬유리호르몬 100 μg을 각각 동시에 정맥주사한 후 15, 30, 60, 90, 120 분에 채혈하여 성장호르몬, 난포자극호르몬, 황체형성호르몬, 갑상선자극호르몬, 프롤락틴, 부신피질자극호르몬, 코르티솔을 검사한다.

3. 부작용과 대책

인슐린에 의한 저혈당 유발은 심혈관 질환이나 발작 및 경련성 환자에서는 금기이다.[3]

4. 판정기준

뇌하수체 기능부전(pituitary insufficiency)에 대한 복합검사의 방법 및 판정[1]

자극물질 (투여용량 및 방법)	반응호르몬	정상 판정기준
성장호르몬유리호르몬 1 μg/kg IV	성장호르몬	〉3 μg/L
부신피질자극호르몬유리호르몬 1 μg/kg IV	부신피질호르몬 코르티솔	기저치에 비해 2-4배 상승하고 최고치가 20-100 pg/mL 〉20-25 μg/dL
속효성 인슐린 (0.05-0.15 U/kg IV)	성장호르몬 코르티솔	혈당 〈 40 mg/dL 그리고, 성장호르몬 〉3 μg/L 혈당 〈 40 mg/dL 그리고 코르티솔은 반드시 기저치에 비해 〉7 μg/dL이거나 〉20 μg/dL 이상.
갑상선자극호르몬유리호르몬 (200μg IV)	프롤락틴 갑상선자극호르몬	〉2 μg/L 그리고 기저치의 200% 이상 증가. 갑상선 호르몬이 증가되지 않는 한 반드시 〉5 mU/L 이상.
황체형성호르몬유리호르몬 (100μg IV)	황체형성호르몬 난포자극호르몬	기저치에 비해 10 IU/L 이상 증가 기저치에 비해 2 IU/L 이상 증가

5. 참고사항

1) 검사 중 계속 환자 상태의 관찰을 필요로 한다. 여러 종류의 검체를 채혈하므로 정확히 표시한 채혈 튜브를 미리 준비해둔다.
2) 반드시 혈당을 같이 측정하여 충분한 저혈당 반응이 일어났는지 확인한다. 만약 혈당이 40 mg/dL 미만으로 떨어지지 않으면 인슐린 투여량을 2 배로 증량한다.

<table>
<tr><th colspan="6">복합 뇌하수체 자극 검사 결과 보고</th></tr>
<tr><td>성 명</td><td></td><td>차트번호</td><td></td><td>성별 / 나이</td><td>/</td></tr>
<tr><td>병 동</td><td></td><td>검 사 일</td><td colspan="3">년 월 일</td></tr>
<tr><td>검사결과</td><td colspan="5">(see table below)</td></tr>
</table>

	Basal	15min	30min	60min	90min	120min
Glucose (mg/dL)						
GH (μg/L)						
ACTH (pg/mL)						
Cortisol (μg/dL)						
TSH (mU/L)						
Prolactin (μg/L)						
LH (IU/L)						
FSH (IU/L)						

T3 ________ ng/mL FT4 ________ ng/dL
E2 ________ pg/mL Testosterone ________ ng/mL
IGF-I ________ ng/mL

판 정	
판 정 의	내분비대사내과 (인)

판 정 일	년 월 일

3) 복합 뇌하수체 자극 검사는 여러 종류의 뇌하수체 호르몬 분비능을 한번에 평가할 수 있는 장점이 있으나 자극제의 상호 작용을 받을 가능성이 있어 별도로 시행하는 것이 좋다.
4) 최근에는 인슐린 대신 부신피질자극호르몬과 성장호르몬유리호르몬을 이용한 직접 자극 시험이 이용되며 특히 인슐린 사용이 금기인 경우 유용하다.

6. 보험규정

1) **코드;** F6911
2) **2008년 상대가치 점수;** 349.60
3) **성장호르몬, 난포자극호르몬, 황체형성호르몬, 갑상선자극호르몬, 프롤락틴, 코르티솔 및 혈당을 5회 측정시 산정한다.**

참조문헌

1) Harrison's Principles of Internal Medicine, 16th edition, p 2079 Table 318-3
2) Diagnostic Endocrinology, 2nd edition, p 92 Table 4-10, 1996, Mosby-year book Inc.
3) Harrison's Principles of Internal Medicine, 16th edition, p 2080

성장호르몬 검사

혈청 성장호르몬 (Growth hormone, GH)

1. 목적[1)]

1) 말단비대증(acromegaly)의 진단 및 치료 효과 판정
2) 뇌하수체성 왜소증의 진단
3) 뇌하수체 전엽 기능 이상의 진단

2. 참고치

안정시 혈청에서 0.5-17 μg/L 혹은 0.5-17 ng/ml [2)]

3. 이상치의 해석[1)]

증가	저하
말단비대증, 뇌하수체성 거인증	뇌하수체성 왜소증
조절이 불량한 당뇨병	특발성
신경성 식욕부진증	기질성(뇌종양, 외상 등)
영양불량(기아)	애정결핍성 왜소증
만성 신부전증	범뇌하수체 기능저하증
이소성 성장호르몬 생산종양	비만증
이소성 GHRH 생산종양	갑상선기능저하증
라론왜소증	쿠싱증후군
	당질코르티코이드 투여

4. 검체의 채취와 취급

채혈 상태에 따라 측정치가 크게 다르므로, 아침 공복에 안정 상태(30분 이상 침상에서 안정한 후)에서 채혈한다.

검체는 혈청 또는 혈장 모두 가능하며, 비교적 안정하다.

5. 측정치에 영향을 주는 요인

1) 일중 변동 : 성장호르몬은 박동적으로 분비되며, 대부분 깊은 수면 중에 분비된다.
2) 식사, 운동, 스트레스 : 포도당, 지방산에 의해 억제되고, 아미노산에 의해 증가된다. 정신적 스트레스 및 육체적 스트레스에 의해 자극된다.
3) 연령 : 4세 이후의 소아는 성인과 차이가 없다. 24시간 분비량은 사춘기에 최고로 많고, 20세 이후에는 감소한다.
4) 약제 : 에스트로겐, 도파민 수용체 자극제, α수용체 자극제, β수용체 차단제에 의해 증가된다.
5) α수용체 차단제, β수용체 자극제, 도파민 길항제, 세로토닌 길항제, 대량의 당질코르티코이드에 의해 억제된다. [3)]

6. 참고사항

1) 성장호르몬 기저치가 4 ng/mL 이상인 경우 뇌하수체성 왜소증의 가능성은 적다. 그러나 정상인에서도 1~2 ng/mL의 낮은 수치를 나타낼 수 있으며, 분비 저하를 진단하기 위한 선

별 검사로 요중 성장호르몬 측정이 좋다.

2) 뇌하수체 전엽 호르몬의 분비는 성장호르몬, 황체형성호르몬유리호르몬, 갑상선자극호르몬, 부신피질호르몬, 프롤락틴의 순서로 소실되므로 성장호르몬을 측정하여 정상치를 보일 경우 범뇌하수체 기능저하증의 가능성은 적다.

3) 5 ng/mL 이상을 비정상으로 생각할 수 있으나, 정상인에서 박동적 분비가 있으며 식사, 운동 등으로 증가될 수 있으므로 1회 측정으로 정상치와 이상치의 감별이 어려운 경우가 있다. 이때는 인슐린유사 성장인자-I이나 24시간 소변의 성장호르몬 측정, 또는 각종 부하검사를 필요로 한다.

4) 성장호르몬은 수면 중에 분비되므로 성장호르몬 분비 부족에 의한 저신장증을 진단하기 위해서 수면 전에 정맥에 주사침을 삽입해 놓고 수면 후, 20분과 3시간에 채혈하여(가능하면 뇌파를 기록하며 장시간 채혈하여) 평균 혈중농도가 5 ng/mL 이하이면 비정상으로 판단한다.[4)]

7. 보험규정

1) 코드

진단검사의학적 방법; C3420

핵의학적방법; C7432

2) 2008년 상대가치 점수

진단검사의학적 방법; 182.63

핵의학적방법; 180.80

참조문헌

1) Diagnostic Endocrinology, 2nd edition, p 65-68, 1996, Mosby-year book Inc.

2) Harrison's Principles of Internal Medicine, 16th edition, A-4

3) Harrison's Principles of Internal Medicine, 16th edition, p 2087

4) DeGroot's & Jameson's Endocrinology, 5th edition, p 414

소변 성장호르몬 (urine growth hormone)

1. 측정 목적

1) 성장호르몬 결핍증의 진단
2) 왜소증의 선별검사

2. 참고치

(ng/day)

연령(세)	남성	여성
1~3	0.97~3.95	1.15~5.20
3~6	2.52~7.97	1.94~6.56
6~12	1.0 ~6.57	0.77~5.36
12~16		
stage P2	3.03~6.35	2.24~11.93
P3	3.69~13.38	6.33~16.04
P4	8.95~19.23	6.13~14.72
P5	5.30~14.02	2.92~10.67
성인	1.7 ~ 8.5	1.9 ~ 8.5

(bioMerieux 125I-hGH U Coatria, IRMA)

3. 이상치의 해석

저하 : 성장호르몬 결핍증

4. 측정치에 영향을 주는 요인

1) 신장기능의 영향을 받는다.[1]
2) 혈장 성장호르몬 항목 참조.

5. 참고사항

1) 성장호르몬은 밤동안 박동적으로 분비되므로 정확한 측정을 위해서는 지속적인 채혈이 필요하지만, 소변 성장호르몬 측정은 환자에게 고통이 없이 간편하게 생리적인 분비를 평가할 수 있어 매우 유용하다. 성장호르몬 결핍 소아와 정상 저신장아의 감별이 가능하여 부하검사가 어려운 소아에게 편리하게 이용할 수 있다.

2) 아침 첫 소변의 성장호르몬은 24시간 소변의 성장호르몬과 상관관계가 높아, 아침 첫 소변만으로 성장호르몬 완전 결핍증의 선별검사로 이용할 수 있다.

3) 상기의 편리성에도 불구하고 신장기능을 고려해야 하며, 개체간의 변동이 높고 참고치가 전체적으로 통용되는 것은 아님을 고려하여야 한다.[1]

6. 보험규정

없음

참조문헌

1) DeGroot's & Jameson's Endocrinology, 5th edition, p 744

인슐린유사 성장인자-I (insulin like growth factor-I)

1. 측정 목적

1) 말단비대증의 선별검사

2) 성장호르몬 결핍증과 말단비대증의 치료효과 판정

2. 참고치[1]

나이	SI Units	Conventional Units
출생[2]	40 μg/L	40 ng/ml
사춘기[2]	남: 220 μg/L, 여: 260 μg/L	남: 220 ng/mL, 여: 260 ng/mL
16-24 세	182-780 μg/L	182-780 ng/mL
25-39 세	114-492 μg/L	114-492 ng/mL
40-54 세	90-360 μg/L	90-360 ng/mL
〉54 세	71-290 μg/L	71-290 ng/mL

3. 이상치의 해석 [3)]

증가	저하
말단비대증	뇌하수체성 왜소증
임신	범뇌하수체 기능저하증
갑상선기능항진증	라론왜소증
	성장호르몬 분비장애
	영양불량
	만성 신부전증
	간경변증
	갑상선기능저하증

증가한 경우 말단비대증을 강력히 시사하나 성장호르몬 결핍증에서 정상의 하한정도로 측정되기도 하므로 성장호르몬 결핍증의 진단에는 가치가 적다.

4. 검체의 채취와 취급

EDTA 함유 시험관에 채혈하여 얼음물에 채워 보관하고, 가능한 즉시 4℃에서 혈장을 분리한다(혈장 분리까지 시간에 따라 측정치에 2배 이상 차이가 난다). 그러나 실제로 실온에서 4시간 방치 후 혈장 분리하여도 즉시 혈장 분리한 것보다 5% 이내의 차이만을 보였다.

5. 측정치에 영향을 주는 요인

1) 일중 변동 : 없음.
2) 장기간 금식으로 저하
3) 운동, 스트레스 : 영향 없음.
4) 임신, 에스트로겐 : 증가
5) 신부전증 : 결합단백에 친화성 증가
6) 연령 : 소아기에서부터 증가하여 15세 전후에 최고치에 이르고, 이후 점차 감소하여 18세 이후에 일정 농도를 유지한다.
7) 비교적 반감기가 길어 혈중 농도 변화가 늦으며, 하루 중이나 식사에 의한 변화가 크지 않고, 테스토스테론이나 당질코르티코이드에 의한 영향은 적다.

6. 참고사항

1) 사춘기동안 증가하여 16세경에 최고에 이르고 이후 80% 이상 감소

2) 인슐린유사성장인자-I의 감소는 시상하부나 뇌하수체의 이상에 의한 성장호르몬의 결핍 외에도 악액질, 영양결핍, 패혈증에서 성장호르몬 저항성이 발생한 경우에도 낮을 수 있음[3]

3) 성장호르몬 결핍증 환자의 약 25%까지는 정상치의 하한에 해당하는 인슐린유사성장인자-I 수치를 보이므로 성장호르몬 결핍증의 진단에는 가치가 적으나[4] 말단비대증에서는 대개 수치가 상승해 있어 선별검사로 이용될 수 있음[5]

4) 성장호르몬은 박동적으로 분비되나 그 작용에 의해 분비되는 인슐린유사성장인자-I는 일중 변동이 없으며 운동, 스트레스 등의 영향을 받지 않아 1회 측정으로 성장호르몬 분비상태를 추정할 수 있다. 그러나 영양상태의 변화에 대한 주의가 필요하다.[6]

7. 보험규정

1) 코드

진단검사의학적 방법; CX230

핵의학적방법; CX723

2) 2008년 상대가치 점수

진단검사의학적 방법; 322.92

핵의학적방법; 322.92

참고문헌

1) Harrison's Principles of Internal Medicine, 16th edition, A-4

2) Diagnostic Endocrinology, 2nd edition, p 69-70, 1996, Mosby-year book Inc.

3) Harrison's Principles of Internal Medicine, 16th edition, p 2088

4) Harrison's Principles of Internal Medicine, 16th edition, p 2089

5) Harrison's Principles of Internal Medicine, 16th edition, p 2090

6) DeGroot's & Jameson's Endocrinology, 5th edition, p 414

아르기닌(arginine)에 의한 성장호르몬 자극 검사

1. 목적

1) 성장호르몬 결핍증 진단[1,2]

2) 성장호르몬 분비 예비능의 판정

2. 원리

시상하부를 경유하여 성장호르몬 분비를 촉진한다. 작용기전은 불명하나 성장호르몬유리호르몬를 매개하는 것으로 생각된다.

3. 방법

아침 공복에 생리식염수를 용매로 하여 10% L-아르기닌 용액을 만들어 0.5 g/kg(최대 30g까지)을 30분간 점적 정맥주사 한다. 정맥주사 전과 후 30, 60, 90, 120분에 채혈하여 혈청 성장호르몬을 측정한다.[1,2]

4. 판정 기준

성장호르몬 반응이 3 μg/L 이상이면 정상[1]

5. 부작용과 대책

부작용은 대부분 없으나 인슐린 저항성을 증가시킬 수 있다.[2]

6. 참고사항[3]

뇌하수체 기능저하증 환자의 30-35%에서 위음성을 보인다.

간기능부전 및 신장기능부전 환자에서는 금기이다.

7. 보험규정

1) 코드; F6912

2) 2008년 상대가치 점수; 76.43

3) 성장호르몬 5회 측정시 산정한다.

아르기닌에 의한 성장호르몬 자극 검사 결과 보고

성 명		차트번호		성별 / 나이	/
병 동		검 사 일	년 월 일		
검사결과					
판 정					
판 정 의	내분비대사내과 인)				

	Basal	30min	60min	90min	120min
GH (μg/L)					

판 정 일	년 월 일

참고문헌

1) Harrison's Principles of Internal Medicine, 16th edition, p 2079
2) DeGroot's & Jameson's Endocrinology, 5th edition, p 744
3) Diagnostic Endocrinology, 2nd edition, p 88, 1996, Mosby-year book Inc.

성장호르몬유리호르몬에 의한 성장호르몬 자극 검사

1. 검사 목적

1) 성장호르몬 결핍증의 진단
2) 성장호르몬 분비 예비능의 판정

2. 원리

성장호르몬유리호르몬(growth hormone releasing hormone, GHRH)은 직접 뇌하수체의 성장호르몬 생산 세포에 작용하여 성장호르몬을 분비한다.

3. 방법[1-3]

아침 공복에 성장호르몬 유리호르몬 100 μg(18세 미만에서는 1 μg/kg 체중, 최대 100 μg)을 생리식염수 2 mL에 용해하여 정맥 주사한다. 주사 전과 후 15, 30, 45, 60, 120분에 채혈하여 혈청 성장호르몬을 측정한다.

반응 저하	과잉 반응
비만증	소마토스타틴 억제
갑상선기능저하증	베타 차단제(propranolol, atenolol)
급성 고혈당	도파민 작용제(L-dopa, bromocriptine)
인슐린유사성장인자-I, II	콜린 작용제(pyridostigmine)
에스트로겐	저혈당
소마토스타틴	
유리지방산	
포도당 부하	

4. 판정 기준

성장호르몬 반응이 3 μg/L 이상이면 정상[1]

5. 이상치의 해석

뇌하수체성 왜소증, 범뇌하수체 기능저하증, 시상하부성 뇌하수체 기능저하증, 갑상선기능저하증 등에서 반응이 저하된다.

6. 부작용과 대책[2]

주사 2~3분에 안면홍조를 볼 수 있으나 대부분 자연 소실된다.

7. 참고사항

1) 40세 이상의 정상인에서도 성장호르몬유리호르몬에 대한 반응이 저하된다.
2) 성장호르몬유리호르몬은 다른 성장호르몬 분비 자극시험보다 강력하며, 10세 미만 소아에서 다른 자극시험에 성장호르몬 분비 반응이 없는 경우에도성장호르몬유리호르몬에는 반응한다.
3) 원발성 성장호르몬 결핍증의 30-50% 환자에서 정상 반응을 보일 수 있다.[3]

8. 보험규정

1) 코드; F6913

2) 2008년 상대가치 점수; 59.41

3) 성장호르몬 5회 측정시 산정한다.

참조문헌

1) Harrison's Principles of Internal Medicine, 16th edition, p 2079
2) DeGroot's & Jameson's Endocrinology, 5th edition, p 744
3) Diagnostic Endocrinology, 2nd edition, p 88, 1996, Mosby-year book Inc.

<table>
<tr><th colspan="6">성장호르몬유리호르몬에 의한 성장호르몬 자극 검사 결과 보고</th></tr>
<tr><td>성 명</td><td></td><td>차트번호</td><td></td><td>성별 / 나이</td><td>/</td></tr>
<tr><td>병 동</td><td></td><td>검 사 일</td><td colspan="3">년 월 일</td></tr>
<tr><td>검사결과</td><td colspan="5">

	Basal	15min	30min	45min	60min	120min
GH (μg/L)						

</td></tr>
<tr><td>판 정</td><td colspan="5"></td></tr>
<tr><td>판 정 의</td><td colspan="5">내분비대사내과 (인)</td></tr>
<tr><td colspan="3"></td><td>판 정 일</td><td colspan="2">년 월 일</td></tr>
</table>

인슐린 유발 저혈당에 의한 성장호르몬 자극 검사

1. 목적

1) 성장호르몬 결핍증의 진단

2) 성장호르몬 분비 예비능의 판정

2. 원리

저혈당은 시상하부를 매개하여 여러 기전(성장호르몬유리호르몬 분비 증가, 소마토스타틴 분비 억제 등)에 의해 성장호르몬 분비를 촉진한다.

3. 방법 [1–3]

아침 공복에 속효성 인슐린 0.1 U/kg(뇌하수체 기능저하증이 의심되는 경우에는 0.05 U/kg, 말단비대증인 경우에는 1.5 U/kg)을 정맥주사 한다. 주사 전과 후 30, 60, 90, 120분에 채혈하여 혈당, 혈청 성장호르몬을 측정한다.

4. 판정 기준

정상반응 : 혈당이 40 mg/dl 이하일 때 성장호르몬이 3 μg/L 이상[1]

5. 부작용과 대책

저혈당을 인위적으로 일으키는 검사이므로 위험성이 있어 주의를 요한다. 검사가 끝날 때까지 절대로 환자를 혼자 놓아두어서는 안 된다. 반드시 혈관을 확보해 놓아야 하며 저혈당 증세가 있으면 검사를 중지하고 포도당 용액을 정맥 주사할 수 있도록 준비되어 있어야 한다. 저혈당에서 회복되기까지 오랜 시간이 필요한 경우도 있다. 특히 저칼륨혈증, 갑상선기능항진증, 고령자 등에서 주의가 필요하다. 협심증, 동맥경화증, 간질 환자 등에서는 검사 금기이다.[3]

6. 참고사항

1) 반드시 혈당을 같이 측정하여 기저치의 50% 이하 또는 40 mg/dL 이하로 저하되어야 충분한 저혈당 자극이 된 것으로 판정할 수 있다.[1]

2) 비만, 성선 기능저하증, 쿠싱증후군 환자에서는 반응이 감소할 수 있다.[3]

<table>
<tr><th colspan="6">인슐린 유발 저혈당에 의한 성장호르몬 자극 검사 결과 보고</th></tr>
<tr><td>성 명</td><td></td><td>차트번호</td><td></td><td>성별 / 나이</td><td>/</td></tr>
<tr><td>병 동</td><td></td><td>검 사 일</td><td colspan="3">년 월 일</td></tr>
<tr><td>검사결과</td><td colspan="5">

	Basal	30min	60min	90min	120min
GH (μg/L)					

</td></tr>
<tr><td>판 정</td><td colspan="5"></td></tr>
<tr><td>판 정 의</td><td colspan="5">내분비대사내과 (인)</td></tr>
<tr><td colspan="3"></td><td>판 정 일</td><td colspan="2">년 월 일</td></tr>
</table>

7. 보험규정

1) 코드; F6914

2) 2008년 상대가치 점수; 93.48

3) 성장호르몬 및 포도당을 5회 측정시 산정한다.

참조문헌

1) Harrison's Principles of Internal Medicine, 16th edition, p2079

2) DeGroot's & Jameson's Endocrinology, 5th edition, p744

3) Diagnostic Endocrinology, 2nd edition, p88, 1996, Mosby-year book Inc.

L-DOPA에 의한 성장호르몬 자극 검사

1. 목적

1) 성장호르몬 결핍증 진단

2) 성장호르몬 분비 예비능의 판정

2. 원리

시상하부의 도파민 수용체에 결합하며, 성장호르몬유리호르몬을 매개하여 성장호르몬을 분비한다.

3. 방법[1-3]

아침 공복에 L-DOPA 500 mg(소아에서 10 mg/kg 체중)을 경구 투여한다. 투여 전과 후 60, 90, 120분에 채혈하여 혈청 GH를 측정한다.

4. 판정 기준

정상반응 : 자극시 성장호르몬이 3 μg/L 이상[1)]

L-DOPA에 의한 성장호르몬 자극 검사 결과 보고					
성 명		차트번호		성별 / 나이	/
병 동		검 사 일	년 월 일		
검사결과					
판 정					
판 정 의	내분비대사내과 (인)				

	Basal	60min	90min	120min
GH (μg/L)				

판 정 일	년 월 일

5. 부작용과 대책[3)]

구토, 구역, 어지럼증, 가벼운 두통이 있을 수 있으며, 가만히 누워있으면 회복된다.

6. 참고사항

비교적 약한 성장호르몬 자극시험이며, 정상인에서도 반응이 없을 수 있다.

7. 보험규정

1) 코드: F6915

2) 2008년 상대가치 점수; 48.99

3) 성장호르몬을 4회 측정시 산정한다.

참조문헌

1) Harrison's Principles of Internal Medicine, 16th edition, p 2079

2) DeGroot's & Jameson's Endocrinology, 5th edition, p 744

3) Diagnostic Endocrinology, 2nd edition, p 88, 1996, Mosby-year book Inc.

글루카곤-프로프라놀롤에 의한 성장호르몬 자극 검사

1. 목적

1) 성장호르몬 결핍증 진단

2) 성장호르몬 분비 예비능의 판정

2. 원리

글루카곤 투여에 의한 반응성 저혈당은 성장호르몬 분비를 일으키며, 이 반응은 β차단제에 의해 증강되므로 성장호르몬 분비자극 시험 중 가장 강력하다.

갑상선자극호르몬유리호르몬 자극에 의한 성장호르몬 반응 검사

1. 목적

말단비대증의 진단 및 치료 효과 추적 관찰[3]

2. 원리[1,2]

정상 성장호르몬 분비 세포는 갑상선자극호르몬유리호르몬(thyrotropin releasing hormone, TRH)에 반응하지 않으나, 말단비대증의 75%는 성장호르몬 생산 종양세포가 갑상선자극호르몬유리호르몬에 반응하여 성장호르몬을 분비한다.

3. 방법[3]

갑상선자극호르몬유리호르몬 200 μg(Relefact-TRH)을 5 mL의 생리식염수에 희석하여 2~3분간에 걸쳐 정맥 주사한다. 주사 전과 후 15, 30, 60, 90, 120분에 채혈하여 성장호르몬을 측정한다.

4. 판정기준[1-3]

정상에서는 갑상선자극호르몬유리호르몬 투여에 성장호르몬이 증가하지 않는다.

5. 부작용과 대책

대부분 부작용은 없다. 간혹 안면 열감, 두통, 구역, 동계, 흉통 등과 드물게 요의, 변의 등이 있을 수 있으나 보통 1~2분 내에 소실된다.

6. 참고사항

1) 정상 뇌하수체 전엽 세포에는 유리호르몬에 고유한 수용체가 존재하며, 모든 발생 단계에 기초적인 줄기세포(totipotential stem cell)가 존재하여 여기서 분화한다. 이 세포가 종양이 되면 정상에 없는 수용체가 발현되어 역설반응을 일으키는 것으로 생각된다.
2) 역설 반응은 54.5%에서 볼 수 있다.
3) 뇌하수체 수술 후에도 반응이 일정기간 동안 지속될 수 있다.[3]

7. 보험규정

없음.

참조문헌

1) Harrison's Principles of Internal Medicine, 16th edition, p 2090

2) DeGroot's & Jameson's Endocrinology, 5th edition, p 415

3) Diagnostic Endocrinology, 2nd edition, p 70, 1996, Mosby-year book Inc.

황체형성호르몬유리호르몬 자극에 의한 성장호르몬 반응 검사

1. 목적[1)]

말단비대증의 진단

2. 원리

정상 성장호르몬 분비세포는 황체형성호르몬유리호르몬(luteinizing hormone releasing hormone, LHRH)에 반응하지 않으나 말단비대증의 33%에서는 성장호르몬 생산 종양세포가 황체형성호르몬유리호르몬에 반응하여 성장호르몬을 분비한다.

3. 방법

황체형성호르몬유리호르몬 100 μg(Relefact-LHRH)을 5 mL의 생리식염수에 희석시켜 2~3분에 걸쳐 서서히 정맥주사한다. 주사 전과 후 30, 60, 90, 120분에 채혈하여 성장호르몬을 측정한다.

4. 판정기준

정상에서는 황체형성호르몬유리호르몬에 대해 성장호르몬은 증가되지 않는다.

<table>
<tr><th colspan="6">TRH, LHRH 자극에 의한 성장호르몬 분비 자극 검사 결과 보고</th></tr>
<tr><td>성　　명</td><td></td><td>차트번호</td><td></td><td>성별 / 나이</td><td>/</td></tr>
<tr><td>병　　동</td><td></td><td>검 사 일</td><td colspan="3">년　　　월　　　일</td></tr>
<tr><td>검사결과</td><td colspan="5">

GH (㎍/L) / 자극물질	Basal	30min	60min	90min	120min
TRH 200㎍					
LHRH 100㎍					

</td></tr>
<tr><td>판　　정</td><td colspan="5"></td></tr>
<tr><td>판 정 의</td><td colspan="5">내분비대사내과　　　　　　(인)</td></tr>
<tr><td colspan="3"></td><td>판 정 일</td><td colspan="2">년　　월　　일</td></tr>
</table>

5. 이상치의 해석

말단비대증의 일부에서 역설반응으로 증가한다.

6. 부작용과 대책

대부분 부작용이 없다. 간혹 가벼운 어지러움증, 경도의 혈압 상승, 맥박의 증가를 볼 수 있다.

7. 참고사항

1) 뇌하수체 전엽 세포에는 발생 단계에 기초적인 줄기세포가 존재하며 여기서 종양이 되면 정상에는 없는 수용체가 출현하는 것으로 생각된다.
2) 말단비대증의 36.1%에서 역설적 증가를 볼 수 있다.

8. 보험규정

없음.

참조문헌

1) DeGroot's & Jameson's Endocrinology, 5th edition, p 415

브로모크립틴에 의한 성장호르몬 억제 검사

1. 목적[1-3]

말단비대증에서 도파민 작용제에 대한 역설적 반응으로 성장호르몬 억제가 일어나는 환자에서 브로모크립틴 치료 적응이 되며 이러한 환자의 선별검사로 이용된다.

2. 원리

정상인에서는 도파민 작용제에 의해 성장호르몬 분비가 촉진되므로 브로모크립틴 부하에 의한 성장호르몬 분비 예비능 검사에 이용할 수 있으나 실제로는 브로모크립틴에 대한 역설적 반응을 이용한 성장호르몬 억제 검사가 많이 이용된다. 정상인에서는 브로모크립틴에 의해 성장호르몬이나 부신피질자극호르몬의 억제가 없으나 호르몬 생산 뇌하수체 종양의 일부에서는 정상적으로 존재하지 않는 도파민 수용체(D_3)가 발현하여 역설적으로 호르몬 분비를 억제한다. 갑상선자극호르몬유리호르몬이나 황체형성호르몬유리호르몬에 대한 성장호르몬 분비 반응과 같은 경우이다.

3. 방법

채혈 후 브로모크립틴 2.5~5 mg을 경구 투여 후 90, 180, 270, 360 분에 채혈하여 혈청 성장호르몬을 측정한다.

4. 판정

정상인에서는 90~150분에 성장호르몬의 증가가 최고치를 보이나 말단비대증에서는 4~8시간에 최저치를 나타낸다.

5. 부작용

오심, 구토, 기립성 저혈압

6. 참고사항

1) 프롤락틴은 도파민에 의해 억제되며 이것이 주된 분비조절인자이다. 프롤락틴선종에서 브로모크립틴 투여는 치료의 1차 선택이며, 종양의 축소효과도 기대된다. 프롤락틴 선종에서

브로모크립틴 억제 시험은 프롤락틴 반응성의 예측에도 이용된다.

2) 쿠싱병의 일부에서는 브로모크립틴 투여에 의해 부신피질자극호르몬이 억제되며, 치료효과의 예측에 브로모크립틴 억제 시험이 이용된다.

7. 보험규정

1) 코드; F6916

2) 2008년 상대가치 점수; 39.72

3) 성장호르몬 5회 측정시 산정한다.

참조문헌

1) Harrison's Principles of Internal Medicine, 16th edition, p 2092

2) DeGroot's & Jameson's Endocrinology, 5th edition, p 421

3) Diagnostic Endocrinology, 2nd edition, p 72, 1996, Mosby-year book Inc.

소마토스타틴에 의한 성장호르몬 억제 검사

1. 목적[1-3)]

성장호르몬 분비 억제 호르몬인 소마토스타틴 유도체를 투여하여 말단비대증에서 소마토스타틴 치료 유효성을 검토한다. 갑상선자극호르몬 생산 종양의 치료 유효성 검토에도 이용된다.

2. 원리

소마토스타틴 유도체인 옥트레오타이드(octreotide)는 성장호르몬 생산 뇌하수체 종양에서 성장호르몬 분비를 억제하여 임상증상을 호전시킨다. 옥트레오타이드 투여 후 반응성이 좋을 것으로 예상되는 환자를 선별할 수 있다.

3. 방법

채혈 후 옥트레오타이드(Sandostatin) 100 μg을 피하주사하고 1, 2, 3, 4시간에 채혈하여 혈청 성장호르몬을 측정한다.

4. 판정

옥트레오타이드 투여 후 성장호르몬은 1 μg/L이하로 저하되며 수 시간 지속된다.

5. 부작용

주사 부위의 통증이 있을 수 있으며, 일시적인 위장증상으로 구토, 설사 등이 나타날 수 있다.

6. 보험규정

1) 코드; F6917

2) 2008년 상대가치 점수; 59.61

3) 성장호르몬 4회 측정시 산정한다.

참조문헌

1) Harrison's Principles of Internal Medicine, 16th edition, p 2091

2) DeGroot's & Jameson's Endocrinology, 5th edition, p 420

3) Diagnostic Endocrinology, 2nd edition, p 72, 1996, Mosby-year book Inc.

성장호르몬 억제 검사 결과 보고

성 명		차트번호		성별 / 나이	/
병 동		검 사 일	년 월 일		

검사결과

자극물질 / GH(ng/mL)	Bromocriptine 2.5–5 mg	Otreotide 100 µg	Glucose 75 or 100 g
Basal			
30min			
60min			
90min			
120min			
150min			
180min			
240min			
270min			
360min			

판 정	
판 정 의	내분비대사내과 (인)

판 정 일	년 월 일

포도당 부하에 의한 성장호르몬 억제 검사

1. 목적[1-3]

말단비대증의 진단 및 치료효과 판정

2. 원리[1-3]

정상인에서 혈당은 성장호르몬의 분비를 억제하나, 말단비대증에서는 성장호르몬이 억제되지 않고 오히려 증가하므로 말단비대증의 진단에 이용한다.

3. 방법[3]

아침 공복에 포도당 75 g 또는 100 g을 물 100 mL에 용해하여 경구투여하고, 투여 전과 후 30, 60, 90, 120, 150, 180분에 채혈하여 혈당과 혈청 성장호르몬을 측정한다.

4. 판정 기준

성장호르몬이 포도당 부하 1-2 시간 내에 1 μg/L 이하로 억제되면 정상 반응이다.[1]

5. 이상치의 해석

억제되지 않고 증가되는 역설반응에서 말단비대증을 진단한다.

6. 부작용과 대책

포도당 투여 후 구토와 설사가 있을 수 있다.

7. 참고사항

1) 말단비대증의 7%에서는 억제될 수 있으나, 93%에서는 억제되지 않는다.
2) 말단비대증 이외에 신경성 식욕부진증, 영양장애, 간질환, 만성신부전증 등에서 5 ng/mL 이하로 억제되지 않을 수 있다.[2]

8. 보험규정

1) 코드; F6918

2) 2008년 상대가치 점수; 46.64

3) 성장호르몬을 3회 측정시 산정한다.

참조문헌

1) Harrison's Principles of Internal Medicine, 16th edition, p 2090

2) DeGroot's & Jameson's Endocrinology, 5th edition, p 414-5

3) Diagnostic Endocrinology, 2nd edition, p 69, 1996, Mosby-year book Inc.

갑상선자극호르몬 검사

갑상선자극호르몬 (thyroid stimulating hormone, TSH) 측정

1. 목적[1-3]

1) 갑상선 기능의 선별검사

2) 뇌하수체 전엽 기능의 판정

2. 참고치

0.5~4.7 μU/mL(0.5~4.7 mU/L)[4]

3. 이상치의 해석[2)]

증가	감소
일차 갑상선기능저하증	그레이브스병
만성 갑상선염	파괴성 갑상선 중독증
방사성 옥소 투여후	무통성 갑상선염
갑상선 수술후	아급성 갑상선염 일부
크레틴병	기능성 갑상선 결절
특발성 점액수종	플루머병
항갑상선제 과잉투여	선종성 갑상선종 일부
갑상선자극호르몬 생산종양	뇌하수체성 갑상선기능저하증
약물: 리튬, 할로페리돌 등	시상하부성 갑상선기능저하증
	약물: 브로모크립틴 등

4. 이상 판단[2)]

1) **혈청 티록신 증가와 갑상선자극호르몬 정상** : 갑상선자극호르몬 부적절 분비증후군
2) **혈청 티록신 저하와 갑상선자극호르몬 정상** : 시상하부, 뇌하수체 질환

5. 검체 채취와 취급

수시 채혈한 혈청 또는 혈장

6. 측정치에 영향을 주는 인자

1) **일중 변동** : 정상인에서 일중 변동은 없으나, 안정시와 야간에 약간 증가하여 밤 11시경 가장 높다.
2) **연령** : 신생아에서 출생 직후에 일시적인 증가, 소아와 고령자에서 경도의 증가.
3) **임신** : 9~12주에 경도 저하.
4) **식사, 스트레스, 운동** : 영향 없음.
5) **약제** : 갑상선호르몬, 부신피질 호르몬, 여성호르몬 투여에 의해 저하.
   다량의 항갑상선제 투여에 의해 증가.

7. 참고사항

1) 뇌하수체가 정상인 경우 갑상선호르몬의 증감에 의한 되먹이기 조절에 가장 먼저 갑상선자

극호르몬 농도가 반영된다. 현재 사용하고 있는 면역방사계측검사법에 의한 갑상선자극호르몬 측정 감도가 매우 좋아 갑상선 기능이상증의 초기에 갑상선호르몬이 정상범위인 경우에도 갑상선자극호르몬 농도는 이상치를 보일 수 있다.

2) 갑상선자극호르몬은 뇌하수체 전엽호르몬 중에서 일중 변동이 적어 1회 측정으로 뇌하수체 기능저하의 평가에 이용된다.

3) 갑상선자극호르몬 부적절 분비증후군 : 혈청의 갑상선호르몬이 증가되어 있으나 갑상선자극호르몬이 억제되지 않는 상태로 갑상선자극호르몬유리호르몬에 정상 또는 과반응을 보이며, 삼요오드티로닌 투여 후에도 갑상선자극호르몬 기저치가 저하되지 않는다. 뇌하수체형 갑상선호르몬 불응증과 갑상선자극호르몬 생산종양 등을 생각할 수 있다.

4) 시상하부, 뇌하수체의 질환에서 구조 이상 갑상선자극호르몬이 분비되어 이차 갑상선기능저하증을 일으킬 수 있다. 방사면역검사법 측정법으로 갑상선자극호르몬이 정상범위에 있을 때 주의를 요한다. 이 경우 생물학적 측정에 저하되어 있으면 생물활성이 없는 갑상선자극호르몬을 생각할 수 있다. 코르티솔은 갑상선자극호르몬 분비를 억제시키므로 코르티솔이 저하된 쉬안 증후군(Sheehan's syndrome)에서 갑상선자극호르몬이 증가될 수 있다.

8. 보험규정

1) 코드

진단검사의학적 방법; C3360

핵의학적방법; C7336

2) 2008년 상대가치 점수

진단검사의학적 방법; 205.49

핵의학적방법; 196.20

참조문헌

1) Harrison's Principles of Internal Medicine, 16th edition, p 2108

2) DeGroot's & Jameson's Endocrinology, 5th edition, p 1810-4

3) Diagnostic Endocrinology, 2nd edition, p 184, 1996, Mosby-year book Inc.

4) Harrison's Principles of Internal Medicine, 16th edition, A-4

갑상선자극호르몬유리호르몬에 의한 갑상선자극호르몬 자극 검사

1. 목적[1,2)]

1) 이차 및 삼차 갑상선기능저하증의 원인추정
2) 뇌하수체의 갑상선자극호르몬 분비 예비능의 판정(뇌하수체 기능의 선별검사)

2. 원리

합성 갑상선자극호르몬유리호르몬을 이용하여 뇌하수체 세포를 직접 자극하여 갑상선자극호르몬을 분비한다.

3. 방법

1) 갑상선자극호르몬유리호르몬 200 μg을 5 mL의 생리식염수에 희석하여 2~3분간에 걸쳐 정맥 주사한다. 주사 전과 후 15, 30, 60, 90, 120분에 채혈하여 갑상선자극호르몬을 측정한다(갑상선호르몬을 동시에 측정하는 경우가 있다).[2)]
2) 갑상선자극호르몬유리호르몬 200-500 μg을 정맥 주사한 후 주사전, 20, 60 분에 갑상선자극호르몬을 측정한다.[3)]

4. 정상 반응

30분에 최고치에 도달하며, 10 μU/mL 이상 증가하고 3시간 후 기저치로 돌아온다.[2)]
기저치보다 5 μU/L 이상 더 상승한다.[3)]

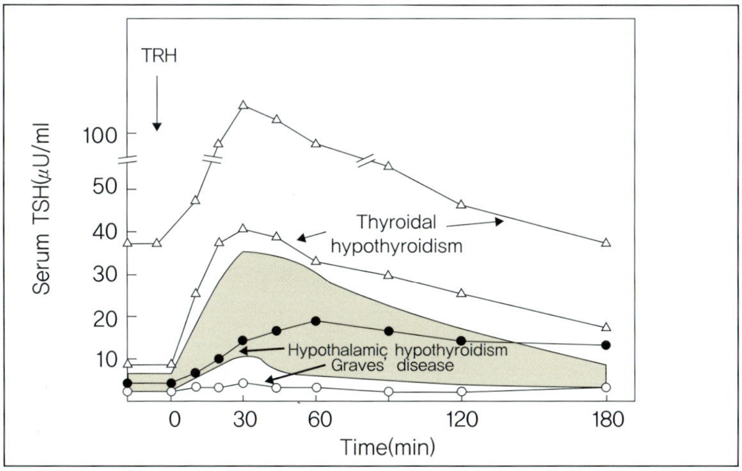

갑상선자극호르몬유리호르몬에 의한 갑상선자극호르몬 자극 검사 결과 보고					
성　　명		차트번호		성별 / 나이	/
병　　동		검 사 일	년　　월　　일		
검사결과					

	Basal	15min	30min	60min	90min	120min
TSH(μU/L)						
T3 ________ ng/mL　　FT4 ________ ng/dL						

판　　정	
판 정 의	내분비대사내과　　　　(인)
판 정 일	년　　월　　일

5. 이상치의 해석

1) **무반응** : 그레이브스병, 갑상선중독증, 뇌하수체성 갑상선기능저하증.
2) **갑상선자극호르몬 증가와 무반응** : 갑상선자극호르몬 생산 종양(반응성이 있는 경우도 있다).
3) **저반응, 지연반응** : 시상하부성 갑상선기능저하증, 신경성 식욕부진증.
4) **과잉반응** : 일차 갑상선기능저하증.

6. 검사에 영향을 주는 요인

- 갑상선자극호르몬 분비는 식사, 운동, 스트레스에 영향을 받지 않으므로 반드시 아침 공복에 시행할 필요는 없다.
- 약제에 대한 영향으로 갑상선호르몬, 부신피질호르몬, 도파민, 브로모크립틴, 소마토스타틴 등은 반응을 억제한다.
- 항갑상선제, 무기 옥소, 담낭조영제, 메토클로프라미드 등은 반응을 촉진한다.

7. 부작용과 대책

대부분 부작용은 없다. 간혹 두통, 구역, 동계, 흉통 등과 드물게 요의, 변의 등이 있을 수 있으며 보통 1~2분에 소실된다.

8. 참고사항

1) 시상하부 호르몬 부하검사에 무반응인 경우에도 뇌하수체의 파괴를 생각할 수 없다. 되먹이기 반응 또는 상위 중추의 자극 결여가 뇌하수체 세포의 호르몬 분비 상태를 조절하며, 뇌하수체의 장애 없이 시상하부 호르몬 자극에 무반응이 될 수 있다.
2) 갑상선자극호르몬 분비는 비교적 최후까지 유지되므로 뇌하수체 질환에서 갑상선자극호르몬유리호르몬 시험에 무반응의 경우에는 범뇌하수체기능저하증(panhypopituitarism)의 가능성이 높다. 뇌하수체 기능의 선별 검사에 황체형성호르몬유리호르몬 시험을 동시에 시행한다.
3) 갑상선자극호르몬유리호르몬 투여 120분에 삼요오드티로닌을 동시에 측정하면, 내인성 갑상선자극호르몬 분비가 충분한 경우에 삼요오드티로닌의 증가를 볼 수 있다.

9. 보험규정

1) 코드; F0911

2) 2008년 상대가치 점수; 59.89

3) 갑상선자극호르몬을 5회 측정시 산정한다.

참조문헌

1) DeGroot's & Jameson's Endocrinology, 5th edition, p 1926-8
2) Diagnostic Endocrinology, 2nd edition, p 185, 1996, Mosby-year book Inc.
3) Harrison's Principles of Internal Medicine, 16th edition, p 2079

프롤락틴 검사

프롤락틴 (Prolactin)

1. 목적

1) 무월경 원인의 선별검사와 감별[1]
2) 기능성 뇌하수체 종양의 진단[2]
3) 뇌하수체기능저하증의 원인 감별[3]

2. 참고치[4,5]

여성: 0~20 μg/L (1.9~25.9 ng/mL) **남성**: 0~15 μg/L (1.6~23 ng/mL)

3. 이상치의 해석[2)]

증가	저하
프롤락틴선종	범뇌하수체 기능저하증
말단비대증	쉬안 증후군
갑상선기능저하증	뇌하수체 수술후
약제	
임신, 산욕기	
신부전증	
기능성 프롤락틴혈증	
Chiari-Frommel 증후군	
시상하부 질환	
비기능성 뇌하수체 종양에 의한 압박	

4. 검체의 채취와 취급

보통 아침 공복에 채혈하는 경우가 많으나, 아침 채혈에는 전날 밤의 높은 치에 영향이 남아 있어 높은 수치를 보일 수 있다. 예상외로 높은 경우에는 오전 11시경에 다시 한 번 더 채혈하여 측정하는 것이 좋다. 검체는 혈청과 혈장 모두 이용되며 채혈 후에도 비교적 안정하다.

5. 측정치에 영향을 주는 요인

1) **일중 변동** : 야간 수면시에 증가하며, 깨어나기 직전에 최고치에 도달하고, 그 후 저하된다.
2) **스트레스** : 채혈시의 통증에 경도의 증가를 보인다.
3) **식사, 운동** : 일시적으로 증가.
4) **체위** : 유방 자극에 의해 증가.
5) **성별** : 여성에서 남성보다 높다.
6) **임신** : 개월 수에 따라 증가.
7) **약제** : 도파민 합성 억제제(레셀핀, 알파메틸도파), 도파민 수용체 억제제(크로르프로마진, 티오리다진, 할로페리돌, 설피리드, 메토클로프라미드), 여성 호르몬 등에 의해 증가. 향정신약제, 위장약, 항구토제 등의 복용 병력에 주의를 요함.

6. 참고 사항

1) 무월경의 환자의 15%에서 프롤락틴 증가가 발견되며, 무월경증의 원인 진단에 프롤락틴 측정의 중요성이 있다.

2) 뇌하수체 종양 중 프롤락틴 생산 종양이 약 1/3 정도이다.

3) 프롤락틴 생산 세포는 시상하부에서 분비되는 프롤락틴 분비 억제 인자(prolactin-inhibitory factor, PIF)에 의해 프롤락틴 분비가 억제되고 있다. 그래서 시상하부의 장애에 의해 PIF의 분비가 차단되면 뇌하수체의 다른 호르몬은 저하되나 프롤락틴은 증가된다.

4) 공복시 아침 프롤락틴 수치를 측정하는데, 호르몬의 분비가 박동성이고 개인간의 차이가 있으므로 임상적으로 강력히 의심된다면 여러 다른 조건에서 측정해볼 필요가 있다. 프롤락틴 수치가 1000 μg/L 이상이면 실제보다 낮게 측정될 수 있으므로 검체를 희석하여 측정해야 한다.

5) 갑상선기능저하증에서 증가할 수 있으므로 고프롤락틴혈증시 반드시 갑상선기능검사를 시행한다.

6) 프롤락틴 수치가 100 μg/L 이상이면 프롤락틴분비선종의 가능성이 높으며 100 μg/L 미만의 경우 프롤락틴분비선종이나 다른 원인의 고프롤락틴혈증의 가능성이 있다. 이런 이유로 모든 고프롤락틴혈증 환자에게서 뇌자기공명영상 촬영을 시행해야 한다.

7. 보험규정

1) 코드

진단검사의학적 방법; C3510

핵의학적방법; C7351

2) 2008년 상대가치 점수

진단검사의학적 방법; 168.40

핵의학적방법; 162.54

참조문헌

1) Harrison's Principles of Internal Medicine, 16th edition, p 2206

2) Harrison's Principles of Internal Medicine, 16th edition, p 2084

3) Diagnostic Endocrinology, 2nd edition, p 91, 1996, Mosby-year book Inc.

4) Harrison's Principles of Internal Medicine, 16th edition, A-4

5) Diagnostic Endocrinology, 2nd edition, p 74, 1996, Mosby-year book Inc.

갑상선자극호르몬유리호르몬에 의한 프롤락틴 자극 검사

1. 검사 목적

1) 고프롤락틴혈증의 원인 추정

2) 뇌하수체 전엽의 기능 평가

2. 원리

갑상선자극호르몬유리호르몬은 정상 뇌하수체 전엽을 직접 자극하여 프롤락틴을 분비한다.

3. 방법

1) 갑상선자극호르몬유리호르몬 200 μg을 5 mL의 생리식염수에 용해하여 정맥주사 한다. 주사 전과 후 15, 30, 60, 120분에 채혈하여 프롤락틴을 측정한다.[1)]

2) 갑상선자극호르몬유리호르몬 200-500 μg을 5 mL의 생리식염수에 용해하여 정맥주사 한다. 주사 전과 후 20, 60분에 채혈하여 프롤락틴을 측정한다.[2)]

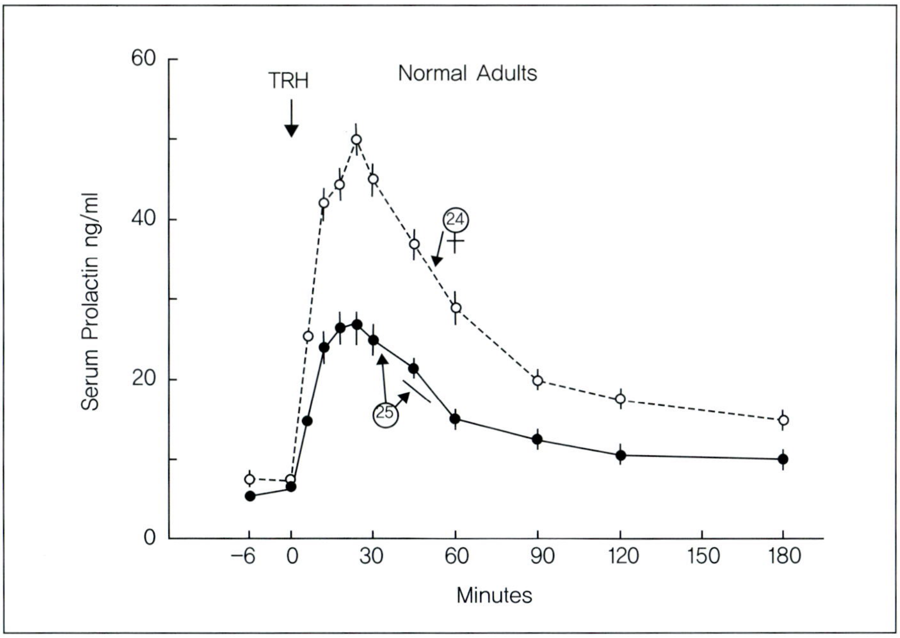

갑상선자극호르몬유리호르몬에 의한 프롤락틴 자극 검사 결과 보고					
성 명		차트번호		성별 / 나이	/
병 동		검 사 일	년 월 일		
검사결과					
판 정					
판 정 의	내분비대사내과 (인)				

	Basal	15min	30min	60min	120min
Prolactin (μg/L)					

판 정 일	년 월 일

4. 판정기준[1)]

정상반응 : 프롤락틴이 2 μg/L 이상이고, 기저치의 200% 이상 증가한다.

5. 이상치의 해석

1) **무반응** : 범뇌하수체 기능저하증, 프롤락틴선종(특히 기저치가 높은 경우).

2) **반응 저하** : 프롤락틴선종, 시상하부 질환, 기능성 고프롤락틴혈증

6. 부작용과 대책

갑상선자극호르몬유리호르몬에 의한 갑상선자극호르몬 자극 시험 참조

7. 참고사항

원칙적으로 프롤락틴선종은 갑상선자극호르몬유리호르몬에 반응이 적어 2배 이하로 증가하고, 기능성 고프롤락틴혈증에서는 양호하게 반응하나 예외적인 경우가 있다. 실제로 갑상선자극호르몬유리호르몬 자극시험만으로 감별이 어려운 경우가 많다.

8. 보험규정

없음.

참조문헌

1) Diagnostic Endocrinology, 2nd edition, p 91, 1996, Mosby-year book Inc.

2) Harrison's Principles of Internal Medicine, 16th edition, p 2079

브로모크립틴에 의한 프롤락틴 억제 검사

1. 목적

1) 브로모크립틴 치료의 효과 예상
2) 고프롤락틴혈증의 원인 추정

2. 원리[2)]

브로모크립틴은 도파민 수용체에 작용하여 뇌하수체 세포에서 프롤락틴을 억제한다.

3. 방법

브로모크립틴 2.5 mg을 경구 투여한다. 투여 전과 1, 2, 4, 6, 8, 12시간에 채혈하여 프롤락틴을 측정한다.

4. 판정기준

정상반응 : 정상인에서는 2시간 이내에 정상치 이하로 저하된다. 기저치가 높은 경우 60분 후에 1/2~1/3로 저하되며, 12시간까지 저하가 계속된다.

5. 이상치의 해석

반응 저하 : 고프롤락틴혈증의 원인에 따라 저하 정도가 다르며, 프롤락틴선종에서 저하되어 4~6시간 지속되나 정상치까지 저하되는 경우는 적다.

6. 부작용과 대책

오심, 구토가 있을 수 있으며, 공복시에 위장증상이 클 수 있어 검사 중에 식사를 준다.

7. 참고사항

프롤락틴선종에서도 정상치까지 저하하는 경우가 있으며, 24시간 후까지 저하를 유지하는 경우에 브로모크립틴 요법의 효과가 좋다.

브로모크립틴에 의한 프롤락틴 억제 검사 결과 보고

성 명		차트번호		성별 / 나이	/
병 동		검 사 일	년 월 일		
검사결과					
판 정					
판 정 의	내분비대사내과 (인)				

	Basal	1hr	2hr	4hr	6hr	12hr
Prolactin (μg/L)						

판 정 일	년 월 일

8. 보험규정

1) 코드; F0912

2) 2008년 상대가치 점수; 48.13

3) 프롤락틴을 7회 측정시 산정한다.

성선자극호르몬 검사

황체형성호르몬(LH), 난포자극호르몬(FSH) 측정

1. 검사 목적[1,3]

1) 성선 기능의 선별검사

2) 뇌하수체 전엽의 기능 판정

2. 참고치(IU/L)[4]

◎ 남성

	소아	사춘기	성인
황체형성호르몬	0.1~2.4	0.2~12.4	2~12
난포자극호르몬	0.4~6.3	2.6~10.1	1~12

◎ 여성

	소아	사춘기	난포기	배란기	황체기	폐경기
황체형성호르몬	0.1~2.5	0.3~169.2	2~15	22~105	0.6~19	16~64
난포자극호르몬	0.5~7.5	2.0~16.7	3~20	9~26	1.0~12	18~153

3. 이상치의 해석[1,3)]

증가	저하
일차 난소기능저하증	범뇌하수체 기능저하증
갱년기, 폐경후	쉬안증후군, 뇌하수체 수술후
일차 난소성 무월경증	성선자극호르몬 단독 결핍증
고환기능저하증	시상하부성 성선 기능저하증
터너 증후군	칼만 증후군
클라인펠터 증후군	사춘기 지연증
고환성 여성화증	신경성 식욕부진증

4. 정상치에서 이상으로 판단

시상하부성 무월경에서 황체형성호르몬, 난포자극호르몬이 정상치를 보이는 경우에는 부하검사가 필요하다.

5. 검체의 채취와 취급

수시 채혈한 혈청(여성에서는 반드시 채혈시의 월경주기를 기재한다).

6. 측정치에 영향을 주는 요인

1) **일중 변동** : 황체형성호르몬은 난포자극호르몬유리호르몬의 지배 하에 박동적으로 분비된다. 박동의 주기와 진폭은 성별, 연령, 월경주기에 따라 크게 다르다. 난포자극호르몬은 황체형성호르몬에 비해 반감기가 길어 말초 혈액에서 박동성 변화가 명확하지 않다.
2) **연령** : 남녀 모두 소아기에는 낮으나, 황체형성호르몬은 점차 증가하며, 난포자극호르몬은 여성에서 사춘기 전후에 현저히 증가된다. 남녀 모두 40세 이후에 증가하며, 그 정도는 여성에서 현저하다.
3) **임신** : 저하된다.
4) **약제** : 당질코르티코이드, 성선 스테로이드, 향정신약제 등의 영향을 받는다.
5) **운동, 체위** : 영향이 없다.

7. 참고사항

1) 뇌하수체가 정상이며 성선호르몬 분비 장애가 있으면 되먹이기 기전에 의해 성선자극호르몬은 지속적으로 증가된다.

2) 뇌하수체 전엽 호르몬 중에서 성선자극호르몬은 조기에 분비장애를 보이므로 뇌하수체 기능저하증의 발견에 이용할 수 있다. 황체형성호르몬은 박동적으로 분비되므로 말초 혈액 측정에서 저하되어 있다고 해서 반드시 호르몬 분비 저하를 반영하는 것은 아니므로 판정에 주의를 요한다.

3) 측정에 사용되는 표준품은 국제적으로 통용되는 폐경기 부인의 소변에서 추출 정제한 표준물질이며 뇌하수체에서 기원한 표준물질과 다를 수 있다. 최근 측정법이 종래의 RIA에서 면역방사계측검사로 바뀌어 감도가 좋아졌다. 또한 참고치가 종래 방법과 차이가 나므로 주의를 요한다.

4) 난포기 초기에는 황체형성호르몬, 난포자극호르몬의 기초 분비를 보이며, 박동적 분비의 진폭도 적어 비교적 안정된 수치를 볼 수 있다. 배란기(surge 시기)에 채혈한 경우에는 매우 높은 치를 보이므로 주의를 요한다.

5) 종래 방법에서 황체형성호르몬과 인융모성선자극호르몬의 교차반응은 면역방사계측검사법에서는 적어 임신부에서 황체형성호르몬을 측정할 수 있다.

8. 보험규정

가. 황체형성호르몬

1) 코드

진단검사의학적 방법; C3480

핵의학적방법; C7348

2) 2008년 상대가치 점수

진단검사의학적 방법; 158.47

핵의학적방법; 150.74

나. 난포자극호르몬

1) 코드

진단검사의학적 방법; C3500

핵의학적방법; C7350

2) 2008년 상대가치 점수

진단검사의학적 방법; 163.61

핵의학적방법; 156.43

참조문헌

1) Harrison's Principles of Internal Medicine, 16th edition, p 2094

2) Harrison's Principles of Internal Medicine, 16th edition, p 2079

3) Diagnostic Endocrinology, 2nd edition, p 315-7, 1996, Mosby-year book Inc.

4) Harrison's Principles of Internal Medicine, 16th edition, A-4

황체형성호르몬유리호르몬에 의한 황체형성호르몬 및 난포자극호르몬 자극 검사

1. 목적[1,3)]

1) 성선기능저하증의 원인 추정

2) 범뇌하수체기능저하증의 선별 검사

2. 원리

합성 황체형성호르몬유리호르몬(LHRH)은 뇌하수체 세포를 직접 자극하여 황체형성호르몬, 난포자극호르몬을 분비한다.

3. 방법

1) 정상 월경주기의 여성에서는 난포기 초기에 검사한다.

2) 합성 황체형성호르몬유리호르몬 100 μg을 5 mL의 생리식염수에 희석하여 2~3분에 걸쳐 서서히 정맥 주사하고, 주사 전과 후 15, 30, 60, 90, 120분에 채혈하여 황체형성호르몬, 난포자극호르몬을 측정한다.[2)]

3) 합성 황체형성호르몬유리호르몬 100 μg을 5 mL의 생리식염수에 희석하여 2~3분에 걸쳐 서서히 정맥 주사하고, 주사 전과 후 30, 60분에 채혈하여 황체형성호르몬, 난포자극호르몬을 측정한다.[3)]

황체형성호르몬유리호르몬에 의한 황체형성호르몬 및 난포자극호르몬 자극 검사 결과 보고

성　　명		차트번호		성별 / 나이	/
병　　동		검 사 일	년　　월　　일		
검사결과					
판　　정					
판 정 의	내분비대사내과　　(인)				

	Basal	15min	30min	60min	90min	120min
LH (IU/L)						
FSH (IU/L)						

판 정 일	년　　월　　일

4. 정상반응

1) 황체형성호르몬은 30분에 최고치에 도달하며 기저치의 5~10배 증가, 난포자극호르몬은 60-120분에 최고치에 도달하며 기저치의 2~3배 증가.
2) 정상 여성에서는 배란기≥황체기≥난포기의 순서로 반응이 크다.

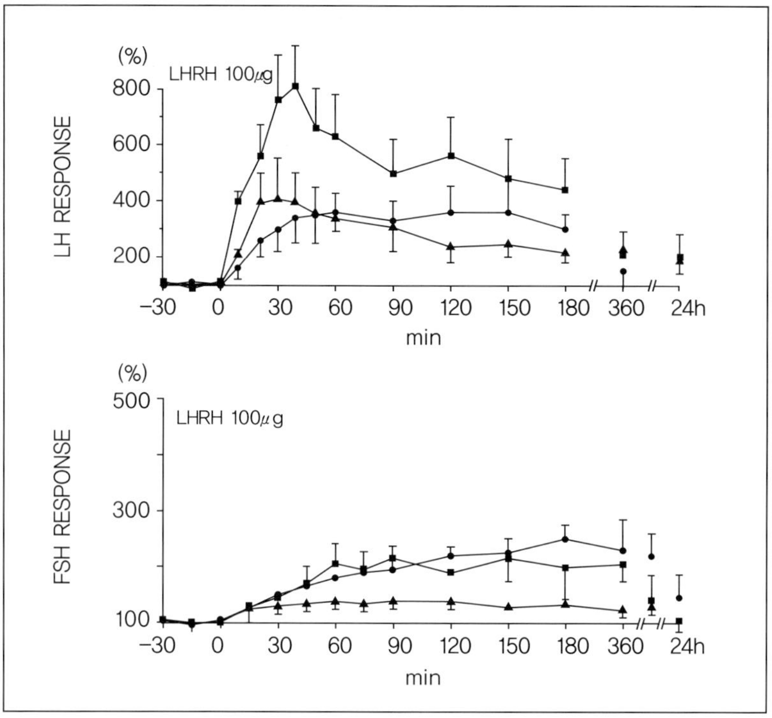

5. 이상치의 해석

1) **무반응** : 뇌하수체성 성선 기능저하증
2) **반응저하 또는 지연반응** : 시상하부성 성선 기능저하증
3) **과잉반응** : 원발성 성선 기능저하증, 갱년기, 폐경후
4) **황체형성호르몬 단독 과잉반응** : 다낭포성 난소

6. 검사에 영향을 주는 요인

식사, 운동, 스트레스에 영향을 받지 않으므로 반드시 아침 공복에 시행할 필요는 없다. 여성에서는 월경주기에 크게 영향을 받으므로 검사 시기에 주의를 요한다.

7. 부작용과 대책

대부분 부작용이 없다. 간혹 가벼운 어지러움증, 경도의 혈압 상승, 맥박의 증가를 볼 수 있다.

8. 참고사항

1) 성선 기능저하증에서 성선자극호르몬을 측정하여 성선자극호르몬 저하성 성선 기능저하증(뇌하수체, 시상하부 장애)과 성선자극호르몬 증가성 성선 기능저하증(성선 장애, 성선 호르몬 불응증)을 구별할 수 있으나 성선자극호르몬은 박동적으로 분비되므로 1회 측정으로 확정할 수 없으며, 많은 예에서 황체형성호르몬유리호르몬 자극 시험이 중요하다.
2) 선별 검사에서 갑상선자극호르몬유리호르몬 자극 시험과 동시에 실시하는 것이 좋다.
3) 시상하부 장애에서 뇌하수체의 성선자극호르몬 생산세포가 황체형성호르몬유리호르몬의 자극을 받지 못한 상태가 오랫동안 지속되면 1회 자극으로 호르몬 분비가 충분하지 않다. 특히 반응 최고치가 지연반응을 보이는 경우 이런 가능성이 많다. 이 경우에는 (가) 황체형성호르몬유리호르몬 100 ㎍을 5일간 근육주사하거나, (나) 간헐적 투여 펌프를 이용하여 황체형성호르몬유리호르몬 10~20 ㎍을 90분 간격으로 5일간 계속 투여후, 황체형성호르몬유리호르몬 시험을 다시 시행하면 반응성의 회복을 확인할 수 있다. 특히 후자의 방법은 치료에도 사용할 수 있다.

9. 보험규정

1) 코드; F0913

2) 2008년 상대가치 점수; 57.21

3) 난포자극호르몬, 황체형성호르몬을 5회 측정시 산정한다.

참조문헌

1) Harrison's Principles of Internal Medicine, 16th edition, p 2094

2) Diagnostic Endocrinology, 2nd edition, p 317, 1996, Mosby-year book Inc.

3) Harrison's Principles of Internal Medicine, 16th edition, p 2079

클로미펜에 의한 황체형성호르몬 및 난포자극호르몬 자극 검사

1. 목적[1)]

시상하부성 성선 기능저하증과 뇌하수체성 성선 기능저하증의 감별

2. 원리

클로미펜은 시상하부 세포의 에스트로겐 수용체에 작용하여 에스트로겐의 음성 되먹이기 기전 효과를 저하시켜 LHRH의 분비를 자극한다.

3. 방법

클로미펜 100mg을 7일간 투여(월경이 있는 여성에서는 월경주기 5일에 시작)하며, 매일 혈청 황체형성호르몬, 난포자극호르몬을 측정한다.

4. 판정 기준

정상반응 : 2일부터 증가되며, 5~7일에 최고치에 도달한다. 황체형성호르몬은 기저치의 2~4배, 난포자극호르몬은 1.5~2배 증가한다.

5. 이상치의 해석

반응저하 또는 무반응 : 뇌하수체성 성선 기능저하증, 시상하부성 성선 기능저하증.

6. 부작용과 대책

일시적인 어지러움증이 나타날 수 있다.

7. 참고사항

황체형성호르몬유리호르몬의 분비상태를 황체형성호르몬, 난포자극호르몬으로 추정하는 검사이며, 황체형성호르몬유리호르몬 시험에 무반응인 환자에서는 의미가 적다. 황체형성호르몬유리호르몬 시험만으로 감별할 수 없는 경우에 시행된다.

8. 보험규정

없음.

클로미펜에 의한 황체형성호르몬 및 난포자극호르몬 자극 검사 결과 보고

성 명		차트번호		성별 / 나이	/
병 동		검 사 일	년 월 일		

검사결과

Day	Basal	1st	2nd	3rd	4th	5th	6th	7th
LH (IU/L)								
FSH (IU/L)								

판 정	
판 정 의	내분비대사내과 (인)

판 정 일	년 월 일

참조문헌

1) Diagnostic Endocrinology, 2nd edition, p 86, 1996, Mosby-year book Inc.

부신피질자극호르몬 검사

부신피질자극호르몬 (adrenocorticotropic hormone, ACTH) 측정

1. 목적[1-4]

1) 쿠싱증후군의 감별진단
2) 뇌하수체 전엽 기능의 판정
3) 부신피질 기능의 판정

2. 참고치[5]

1.3-16.7 pmol/L (6-76 pg/mL)

3. 이상치의 해석[6]

		부신피질자극호르몬	
		증가	저하
코르티솔	증가	쿠싱병 이소성 부신피질자극호르몬 생산 종양 이소성 CRH 생산 종양 스트레스, 발열, 우울증, 신경성 식욕부진증, 영양불량, 당질코르티코이드 불응증	쿠싱증후군 (부신 선종, 부신 암, 결절성 증식증) 히드로코르티손 투여
	저하	애디슨병 선천성 부신피질증식증 넬슨 증후군 부신피질자극호르몬 불응증	뇌하수체질환 범뇌하수체 기능저하증 부신피질자극호르몬 단독결핍증 시상하부질환 덱사메타손 투여

4. 검체의 채취와 취급

1) 아침 공복에 30분 이상 안정 후, 통증과 공포감이 없는 상태에서 채혈한다.
2) 코르티솔을 동시에 측정하며, 채혈 시간을 반드시 기록해둔다.
3) 얼음물을 담은 종이컵을 미리 준비하고, EDTA가 들어있는 시험관을 채취 전에 냉각시켜 놓아야하며, 실험실에 4℃ 원심분리기를 가동시켜둔다. 채혈 후 신속히 혈장을 분리한 후 측정시까지 -20℃에 보관한다.
4) 부신피질자극호르몬 측정에서 이러한 준비가 제대로 안되면 검사치를 믿을 수 없게 된다.

5. 측정치에 영향을 주는 요인

1) 부신피질자극호르몬의 분비는 일중 변동이 있으며, 박동적 분비가 있고, 생물학적 반감기가 약 5분이므로, 채혈과 결과 판단에 주의가 필요하다
2) 일중 변동으로 오전 4~8시에 최고치가 되며, 밤 10시에서 새벽 1시에 최저치를 보인다.
3) 부신피질자극호르몬은 정신적 및 육체적 스트레스에 큰 영향을 받는다.
4) 식사와 체위에는 큰 영향이 없다.
5) 연령별로 15~90세 사이에 큰 차이가 없다.
6) 부신피질 호르몬, 바소프레신, 인슐린, 도파민 등의 약제 투여에 영향을 받는다.

6. 참고사항

1) 쿠싱증후군의 진단에서 부신피질자극호르몬 의존성과 비의존성의 구분이 중요하다. 과거 부신피질자극호르몬 측정의 정확도가 떨어져 각종 부하검사가 이용되었으나 최근에는 부신피질자극호르몬 측정 방법의 발전으로 부신피질자극호르몬 단독 검사만으로도 추정이 가능하다.
2) 과거 방사면역 검사 방법으로 부신피질자극호르몬을 측정할 경우 혈장 추출이 필요하였으나, 면역방사계측검사 방법은 특이성과 감도가 높으며 추출 조작이 필요 없다.
3) 일중 변동은 수면과 각성의 주기를 따르며, 야간 작업자에서는 밤에 올라갈 수 있으므로 주의를 요한다.
4) 예상외로 높은 수치가 나왔을 때는 스트레스가 있었는지 채혈 상황을 점검하고, 안정시에 재검사한다. 덱사메타손 1 mg을 밤 11시에 투여 후 다음날 아침 채혈하는 억제시험을 실시한다.

7. 보험규정

1) 코드

진단검사의학적 방법; C3590

핵의학적방법; C7359

2) 2008년 상대가치 점수

진단검사의학적 방법; 203.63

핵의학적방법; 199.94

참조문헌

1) Harrison's Principles of Internal Medicine, 16th edition, p 2092

2) Harrison's Principles of Internal Medicine, 16th edition, p 2130

3) Diagnostic Endocrinology, 2nd edition, p 127, 1996, Mosby-year book Inc.

4) DeGroot's & Jameson's Endocrinology, 5th edition, p 333-4

5) Harrison's Principles of Internal Medicine, 16th edition, A-4

6) DeGroot's & Jameson's Endocrinology, 5th edition, p 2641

7) DeGroot's & Jameson's Endocrinology, 5th edition, p 440

하추체 정맥동(inferior petrosal sinus) 채혈

1. 목적

부신피질자극호르몬 의존형 쿠싱증후군의 원인 감별 및 위치 확인

2. 원리

뇌하수체의 호르몬의 분비는 뇌하수체를 싸고 있는 경정맥동을 통해 하추체 정맥동으로 이루어지며 뇌하수체의 각각 좌우측 절반부분에서는 해당 정맥동으로 뇌하수체 호르몬을 분비한다. 따라서 뇌하수체 양쪽의 정맥동에서 동시에 측정한 부신피질 호르몬을 측정함으로서 뇌하

수체 내의 병변의 위치를 좌우측 정도까지는 구별이 가능하며 또한 이소성 부신피질자극호르몬 분비병변을 감별하는데 가장 좋은 방법이다. 특히 쿠싱 증후군의 임상적 특성이 있으나 뇌하수체에 대한 영상 검사에서 음성인 경우 뇌하수체 내의 병변의 위치를 확인할 수 있는 가장 좋은 방법이다.

3. 방법

하룻밤 금식 후 누워있는 상태에서 양쪽의 대퇴정맥(femoral vein)에 도관을 동시에 삽관하여 도관의 말단부를 양측 하추 정맥동(inferior petrosal sinus)에 위치시킨 후 부신피질자극호르몬유리호르몬 1 μg/kg or 100 μg을 정주하기 전과 후 3분, 5분, 10분에 양측 하추 정맥동과 말초혈액에서 시료를 동시에 채취한다.

4. 판정 기준

1) 쿠싱병인 경우 부신피질자극호르몬이 증가되어 말초혈액 대 정맥동의 비는 1 : 2 이상으로 측정되고 부신피질자극호르몬유리호르몬 자극후 1 : 3 이상이 된다.[1]
2) 이소성 부신피질자극호르몬 분비병변: 정맥동과 말초혈액의 부신피질자극호르몬 측정치가 유사하다.
3) 뇌하수체내 좌, 우측 병변의 확정: 부신피질자극호르몬의 측정치가 부신피질자극호르몬유리호르몬 투여전이나 후에 모두 좌우측을 비교하였을 때 1.4배 이상 차이가 나면 높은 쪽에 병변이 있음을 진단할 수 있다.[2]

5. 참고사항

1) 이 진단법은 고난도의 기술을 요하는 방법으로 시술 방사선과 의사의 도관 삽입술의 정교함에 따라 결과가 좌우될 수 있다.
2) 주의사항으로 시료채취 전에 도관의 끝이 정확한 위치에 삽입되었는지 확인해야하며 정맥동의 해부학적 변이가 없는지 확인해야 한다. 경우에 따라서는 위음성의 결과를 도출할 수 있기 때문이다.

6. 부작용과 대책

1) 부작용으로는 일과성의 혈종의 형성으로 귀의 불편함 혹은 통증을 유발할 수 있다. 심한 경우는 (〈1%)이 발생할 수도 있다. 이러한 징후가 보일 경우 즉시 시술을 중단하고 헤파린을 투여해야 한다.

2) 부신피질자극호르몬유리호르몬 자체로는 대부분 큰 문제가 없으나 얼굴의 홍조, 금속성 입맛 등이 있을 수 있다.
3) 드물게는 뇌하수체졸중이 유발될 수 있다.

7. 보험규정

1) 코드; HA706

2) 2008년 상대가치 점수; 1,737.49(조영술료 포함)

참조문헌

1) Harrison's Principles of Internal Medicine, 16th edition, p 2094
2) DeGroot's & Jameson's Endocrinology, 5th edition, p 441

인슐린 유발 저혈당에 의한 뇌하수체-부신 축 기능 검사

1. 목적[1-3]

1) 부신피질자극호르몬 분비 예비능 검사
2) 부신피질자극호르몬 분비 장애 원인 추정

2. 원리

저혈당에 의한 비특이적 스트레스가 시상하부에 작용하여 부신피질자극호르몬 분비를 촉진하고 이어서 코르티솔이 분비된다.

3. 방법

1) 하룻밤 금식 후 안정상태로 누워있게 하며, 속효성 인슐린 0.1 U/kg(뇌하수체 기능저하증, 부신피질 기능저하증, 스테로이드 장기 복용자 등에서는 0.03~0.05 U/kg로 감량, 쿠싱증

후군에서는 0.2~0.3 U/kg로 증량)를 정맥 주사한다. 주사 전과 후 30, 60, 90, 120분에 채혈하여, 혈당, 혈장 부신피질자극호르몬과 혈청 코르티솔을 측정한다. 혈당치가 기저치의 50% 이하 또는 40 mg/dL 이하로 저하되어야 한다. 보통 저혈당은 30분경에 일어나고, 빈맥, 발한 등을 볼 수 있으며, 60분 경에 자연히 회복된다.[2]

2) 속효성 인슐린 0.05~0.15 U/kg을 정맥주사한 후 주사전과 후 30, 60, 90분에 혈당과 혈청 코르티솔을 측정한다. 혈당이 40 mg/dL 이하로 저하되어야 한다.[4]

4. 판정 기준[2]

정상반응 : 부신피질자극호르몬, 코르티솔은 60분 전후에 최고치에 도달하여, 부신피질자극호르몬은 100~200 pg/mL, 코르티솔은 15~30 μg/dL이 된다.

5. 이상치의 해석

1) **무반응** : 범뇌하수체 기능저하증, 부신피질자극호르몬 단독결핍증, 부신선종에 의한 쿠싱증후군
2) **과잉반응** : 쿠싱병, 애디슨병, 선천성 부신피질증식증, 넬슨 증후군
3) **부신피질자극호르몬 증가와 무반응** : 이소성 부신피질자극호르몬 생산 종양
4) **지연반응** : 시상하부성 뇌하수체 기능저하증

6. 검사에 영향을 주는 요인

스트레스

7. 부작용과 대책

저혈당을 인위적으로 일으키는 검사이므로 위험성이 있어 주의를 요한다. 검사가 끝날 때까지 절대로 환자를 혼자 놓아두어서는 안된다. 반드시 혈관을 확보해 놓아야하며 저혈당 증세가 있으면 포도당 용액을 정맥 주사할 수 있도록 준비해 놓아야 한다. 저혈당에서 회복되기까지 오랜 시간이 필요한 경우도 있다. 특히 저칼륨혈증, 갑상선기능항진증, 고령자 등에서 주의가 필요하다. 협심증, 동맥경화증, 간질 환자 등에서는 검사 금기이다.

8. 참고사항

1) CRH 자극시험과 바소프레신 자극시험에는 반응하지만 인슐린 저혈당 시험에 반응하지 않

인슐린 유발 저혈당에 의한 뇌하수체-부신 축 기능 검사 결과 보고					
성 명		차트번호		성별 / 나이	/
병 동		검 사 일	년 월 일		
검사결과	(see table below)				
판 정					
판 정 의	내분비대사내과 (인)				
			판 정 일	년 월 일	

	Basal	30min	60min	90min	120min
Glucose (mg/dL)					
ACTH (pg/mL)					
Cortisol (μg/dL)					

는 경우에는 시상하부의 장애를, 모두 반응이 없는 경우에는 뇌하수체 장애에 의한 부신피질자극호르몬 분비부족을 생각할 수 있다.

2) 반드시 혈당을 같이 측정하여 기저치의 50% 이상 또는 40 mg/dL 이하로 저하되어야 충분한 저혈당 자극이 된 것으로 판정할 수 있다.

3) 이른 아침에 부신피질자극호르몬과 코르티솔은 정상적으로 증가되며, 기저치가 높은 경우에 반응성이 없는 경우도 있다. 이런 경우에 전날 밤 11시에 덱사메타손 1 mg을 투여하여 기저치를 억제시키면 반응이 명확해진다.

9. 보험규정

1) 코드; F0914

2) 2008년 상대가치 점수; 150.96

3) 부신피질자극호르몬, 혈당 및 코르티솔을 4회 측정시 산정한다.

참조문헌

1) Harrison's Principles of Internal Medicine, 16th edition, p 2134

2) Diagnostic Endocrinology, 2nd edition, p 130, 1996, Mosby-year book Inc.

3) DeGroot's & Jameson's Endocrinology, 5th edition, p 404

4) Harrison's Principles of Internal Medicine, 16th edition, p 2079

부신피질자극호르몬유리호르몬에 의한 뇌하수체-부신피질 축 기능 검사

1. 목적[1-3]

1) 쿠싱증후군의 감별

2) 부신피질자극호르몬 분비능의 검사

2. 원리

부신피질자극호르몬유리호르몬(corticotropin releasing hormone, CRH)은 뇌하수체 부신피질자극호르몬 생산 세포에 직접 작용하여 부신피질자극호르몬 분비를 촉진하고, 부신피질에서 코르티솔을 분비한다.

3. 방법[1-4)]

1) 아침 공복에 1시간 정도 안정 후에 실시한다.
2) 부신피질자극호르몬유리호르몬 100 μg(또는 체중 kg 당 1 μg)을 정맥주사 한다.
3) 주사 전과 후 15, 30, 60, 90, 120에 채혈하여 혈장 부신피질자극호르몬과 혈청 코르티솔을 측정한다.

4. 판정기준[4)]

정상반응 : 부신피질자극호르몬과 기저치에 비해 2-4배 상승하고 최고치는 20-100 pg/mL, 혈청 코르티솔이 20-25 μg/dL 이상

5. 이상치의 해석

1) **무반응** : 범뇌하수체 기능저하증, 부신피질자극호르몬 단독결핍증, 부신선종에 의한 쿠싱 증후군
2) **과잉반응** : 쿠싱병, 애디슨병, 선천성 부신피질증식증, 넬슨 증후군
3) **부신피질자극호르몬 증가와 무반응** : 이소성 부신피질자극호르몬 생산종양, 쿠싱병의 일부
4) **지연반응** : 시상하부성 뇌하수체 기능저하증

6. 검사에 영향을 주는 요인

1) 스트레스
2) 양의 부신피질자극호르몬유리호르몬(ovine CRH)는 사람의 부신피질자극호르몬유리호르몬보다 반응이 크고 명확

7. 부작용과 대책

일시적인 안면 열감과 홍조가 있으나 안정하면 소실된다.

부신피질자극호르몬유리호르몬에 의한 뇌하수체-부신피질 축 기능 검사

성 명		차트번호		성별 / 나이	/
병 동		검 사 일	년 월 일		

검사결과

	Basal	15min	30min	60min	90min	120min
ACTH (pg/mL)						
Cortisol (μg/dL)						

판 정

판 정 의	내분비대사내과 (인)

판 정 일	년 월 일

8. 참고사항

1) 양의 부신피질자극호르몬유리호르몬은 드물게 과민반응이 있을 수 있어 검사전 피내반응을 실시한다.
2) 검사 전에 충분히 안정하지 않으면 정상인에서도 반응이 저하된다. 부신피질자극호르몬의 분비는 정신적 스트레스의 영향이 크므로 부하 검사 전에 긴장 상태에 있으면 높이 증가되고, 자극시에도 증가하지 않는다. 채혈 방법과 분위기에 충분한 주의가 필요하다.
3) 이러한 주의를 기울여도 정상인에서 부신피질자극호르몬유리호르몬 단독으로 반응이 저하되는 경우가 있으며, 이 경우에는 바소프레신을 병용하여 부신피질자극호르몬유리호르몬 반응을 증가시킬 수 있다.
4) 이소성 부신피질자극호르몬 생산종양의 일부에서는 부신피질자극호르몬유리호르몬에 반응한다.

9. 보험규정

1) 코드; F6951

2) 2008년 상대가치 점수; 103.33

3) 부신피질자극호르몬, 코르티솔을 6회 측정시 산정한다.

참조문헌

1) Harrison's Principles of Internal Medicine, 16th edition, p 2134
2) Diagnostic Endocrinology, 2nd edition, p 131, 1996, Mosby-year book Inc.
3) DeGroot's & Jameson's Endocrinology, 5th edition, p 442-3
4) Harrison's Principles of Internal Medicine, 16th edition, p 2079

바소프레신에 의한 부신피질 자극호르몬 자극 검사

1. 목적[1,2]

1) 쿠싱증후군의 감별

2) 부신피질자극호르몬 분비능의 검사

2. 원리[2]

바소프레신 및 데스모프레신은 쿠싱병에서 corticotroph-specific V3 (혹은 V1b)를 통하여 부신피질자극호르몬 분비를 자극한다.

3. 방법[2]

아침 공복에 합성 바소프레신 10 단위를 근육 주사하며, 주사 전과 후 15, 30, 60, 90, 120분에 채혈하여 혈장 부신피질자극호르몬과 혈청 코르티솔을 측정한다.

4. 판정기준

정상반응 : 부신피질자극호르몬은 15~30분에 최고치에 도달하여, 기저치의 2배 이상 증가하고, 코르티솔은 30~60분에 최고치에 도달하여 기저치의 2배 이상 증가한다.

5. 이상치의 해석

1) **무반응** : 범뇌하수체 기능저하증, 부신피질자극호르몬 단독결핍증, 부신선종에 의한 쿠싱증후군

2) **반응 저하** : 시상하부성 뇌하수체 기능저하증, 신경성 식욕부진증

3) **정상치 무반응** : 이소성 부신피질자극호르몬 생산 종양

4) **지연반응** : 시상하부성 뇌하수체 기능저하증

6. 검사에 영향을 주는 요인

스트레스

바소프레신에 의한 부신피질 자극호르몬 자극 검사 결과 보고					
성 명		차트번호		성별 / 나이	/
병 동		검 사 일	년 월 일		
검사결과					

	Basal	15min	30min	60min	90min	120min
ACTH (pg/mL)						
Cortisol (μg/dL)						

판 정	
판 정 의	내분비대사내과 (인)
판 정 일	년 월 일

7. 부작용과 대책

1) 바소프레신은 말초혈관의 수축작용이 있어 안면창백, 혈압상승, 부정맥, 장운동 자극에 의한 복통 등이 있다.

2) 협심증, 뇌동맥경화증 환자, 고혈압 환자에서는 시행하지 않는 것이 좋다.

8. 참고사항

1) 부작용이 많은 검사이므로 최근에는 부신피질자극호르몬유리호르몬 시험이 이용된다.

2) 바소프레신은 정맥 주사하지 않는다.

3) DDAVP 주사를 이용할 수 있다.

9. 보험규정

없음.

참조문헌

1) Harrison's Principles of Internal Medicine, 16th edition, p 2134

2) DeGroot's & Jameson's Endocrinology, 5th edition, p 443

나. 뇌하수체 후엽 기능 검사

항이뇨호르몬 (Anti-diuretic hormone, ADH)

1. 검사 목적

1) 요붕증의 진단
2) 항이뇨호르몬 분비이상 증후군(syndrome of inappropriate secretion of ADH, SIADH)의 진단

2. 검사 방법

1) EDTA 시험관에 채혈한다.
2) 채혈 후 되도록 빨리 혈장을 분리하여 -20℃ 에 보관한다.
3) 동시에 혈장 삼투압과 혈청 나트륨 농도를 측정한다.

3. 부작용과 대책

없음

4. 참고치

0.8~6.3 pg/mL

항상 혈장 및 소변 삼투압을 고려해서 판단해야 한다.

5. 이상치의 해석

증가	저하
(혈장 삼투압에 비해 높은 치)	(혈장 삼투압에 비해 낮은 치)
항이뇨호르몬 분비이상 증후군	중추성 요붕증
신성 요붕증	원발성 다음증
부종성 질환	본태성 고나트륨혈증
간경변증, 심부전증, 신부전증	
저장성 탈수	
부신피질 기능저하증	
갑상선기능저하증	

6. 측정치에 영향을 주는 요인

1) **일중 변동** : 밤에는 낮보다 높다.

2) **스트레스** : 한냉 자극에서 저하한다.

3) **체위** : 누운 위치에서 선 위치 보다 저하한다.

4) **임신** : 항이뇨호르몬의 분비 저하에 의해 혈장 삼투압이 저하된다.

5) **약제** : 니코틴, 바르비탈, 크로피브레이트, 카바마제핀 등은 분비 촉진, 알코올, 디페닐히던토인 등은 분비억제

7. 참고사항

1) 종래 방사면역검사법에 의한 항이뇨호르몬 측정은 감도에 문제가 있었으나 최근 고감도 측정법이 개발되었다. 항이뇨호르몬 결과는 삼투압 및 나트륨 농도에 따라 판정하나, 1회 측정으로 판독이 어려운 경우에는 탈수 시험을 이용한다. 혈장 항이뇨호르몬의 반감기는 약 10분이며, 항이뇨호르몬의 신장 감수성은 개인차가 커서 항이뇨호르몬 측정만으로 항이뇨호르몬 분비이상 증후군을 진단하기 어려운 경우도 있다.

2) SIADH에서 안정 공복시 항이뇨호르몬 치는 1.1~5.8 pg/mL 정도이고, 정상치와 구별이 어려운 경우가 있다. 그러나 혈장 삼투압 200 mosm 이하, 혈청 나트륨 125 mEq/L 이하에서 항이뇨호르몬이 1 pg/mL 이상이면 SIADH의 가능성이 높다.

3) 2~3%의 혈장 삼투압 변화는 혈장 항이뇨호르몬을 3~5배 증가시킨다. 측정치는 항상 혈장 삼투압에 따라 판정한다. 정상인에서 혈장 삼투압의 증가 없이 항이뇨호르몬이 분비되며, 14시간 수분제한으로 3~10 pg/mL에 도달한다.

4) 혈청 나트륨 농도는 EDTA 첨가에 의해 증가될 수 있으므로 항이뇨호르몬과 별도의 시험관에 채혈하여 측정한다.

5) 혈장 및 요중 삼투압과 항이뇨호르몬의 상관관계에 의한 요붕증의 감별진단

8. 보험규정

1) **코드**

진단검사의학적 방법; C3650

핵의학적방법; C7365

2) **2008년 상대가치 점수**

진단검사의학적 방법; 166.52

핵의학적방법; 172.15

참고문헌

1) Harrison's Principles of Internal Medicine, 16th edition, p 2097-2104
2) DeGroot's & Jameson's Endocrinology, 5th edition, p 537-556
3) Comprehensive clinical endocrinology, 3rd edition, p 85-101
4) 내분비학 1판, p 225-242

수분 부하에 의한 항이뇨호르몬(ADH) 억제 검사 (Water Loading-induced ADH Suppression Test)

1. 검사 목적

항이뇨호르몬 분비이상 증후군이 의심되는 경우에 실시한다.

2. 검사 방법

아침 공복에 20 mL/kg의 물을 30분 동안 마시게 한 후 1시간마다 소변량, 소변 삼투압, 혈장 삼투압을 측정한다. 물을 마시기 전과 물을 마시고 1시간 후 혈장 항이뇨호르몬을 측정한다.

3. 부작용과 대책

수분부하 시험은 저나트륨혈증의 악화로 수분 중독증을 일으킬 위험성이 있다. 또한 순환계 부담에도 주의가 필요하다.

4. 판정기준

1) 정상인에서는 투여한 수분량의 90%가 4시간 내에 배출되고, 소변의 최저 삼투압은 100 mosm/kg 이하가 된다. 혈장 항이뇨호르몬은 혈장 삼투압의 저하에 따라 감소된다.
2) SIADH는 수분 이뇨가 저하되고 소변의 희석이 되지 않으며 혈장 항이뇨호르몬 분비는 억제되지 않는다.

수분 부하에 의한 항이뇨호르몬 억제 검사 결과 보고

성 명		차트번호		성별 / 나이	/
병 동		검 사 일	년 월 일		
검사결과					
판 정					
판 정 의	내분비대사내과 (인)				

	Basal	1hr	2hr	3hr	4hr	5hr
Urine osmolality (mosm/kg)						
Urine volume (mL)						
ADH (pg/mL)						

판 정 일	년 월 일

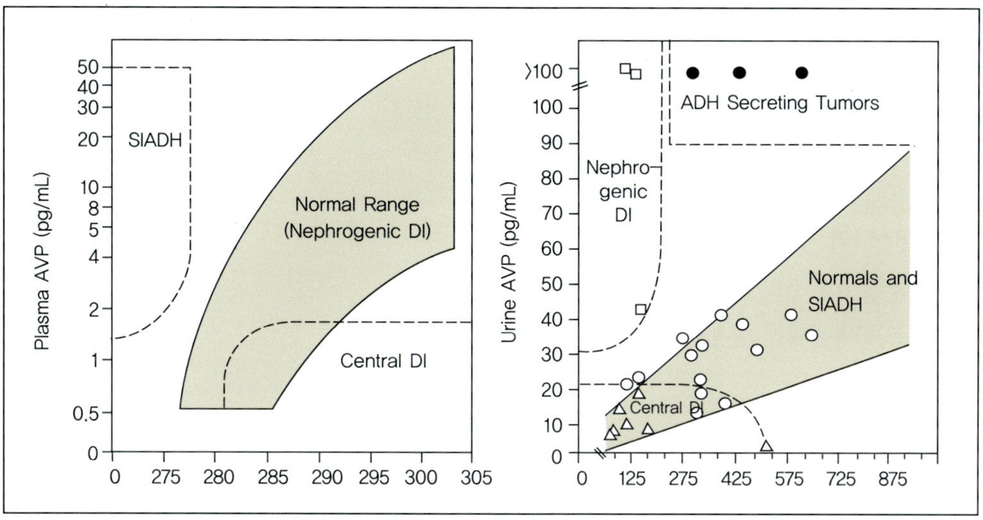

혈액 및 소변 항이뇨호르몬(ADH)과 삼투압에 따른 SIADH와 요붕증의 분포도

5. 보험규정

1) 코드; F6921

2) 2008년 상대가치 점수; 104.70

3) 요삼투압을 6회 측정시 산정한다.

참고문헌

1) Harrison's Principles of Internal Medicine, 16th edition, p 2101-2104

2) Williams Textbook of Endocrinology, 10th edition, p 305

2) DeGroot's & Jameson's Endocrinology, 5th edition, p 547

3) Comprehensive clinical endocrinology, 3rd edition, p 96-101

4) 내분비학 1판, p 239

고장성 식염수 부하에 의한 항이뇨호르몬 (ADH) 자극 검사 (Hypertonic Saline Loading Test)

1. 검사 목적

1) 중추성 요붕증의 확정 진단
2) 요붕증과 원발성 다음증의 감별

2. 검사 방법

1) 검사 전 물 마시기는 제한하지 않으나 자정 이후 금식한다.
2) 아침 공복에 소변을 보아 소변량을 측정하고 삼투압을 측정한다.
3) 정맥 침을 삽입하고 9시부터 5% 식염수를 분당 0.06 mL/kg 혹은 3% 식염수를 분당 0.1 mL/kg의 속도로 지속주입기를 이용하여 2시간 동안 주입한다.
4) -15, 0, 30, 60, 90, 120, 135분에 채혈하여 혈장 삼투압과 항이뇨호르몬을 측정한다.
5) 갈증이 나타나는 시간을 기록한다.
6) 135분 후 소변을 보아 소변량을 기록하고 삼투압을 측정한다.

3. 부작용과 대책

부종성 질환(심부전, 간경변, 신질환 등)이 있는 경우에 대량의 식염수 부하에 의해 급성 심부전을 일으킬 수 있다.

4. 판정기준

1) 정상 반응

고장 식염수 부하에 의해 혈장 삼투압이 증가한다. 혈장 항이뇨호르몬은 혈장 삼투압이 285 mOsm/kg가 되면 증가하기 시작한다. 갈증은 혈장 삼투압 295 mOsm/kg 정도에서 시작된다. 항이뇨호르몬은 기저치의 5배 이상 증가한다.

2) 이상치의 해석

무반응 또는 반응저하 : 중추성 요붕증.

<table>
<tr><th colspan="6">고장성 식염수 부하에 의한 항이뇨호르몬 자극 검사 결과 보고</th></tr>
<tr><td>성 명</td><td></td><td>차트번호</td><td></td><td>성별 / 나이</td><td>/</td></tr>
<tr><td>병 동</td><td></td><td>검 사 일</td><td colspan="3">년 월 일</td></tr>
<tr><td>검사결과</td><td colspan="5">

	−15min	0min	30min	60min	90min	20min	35min
Urine osmolality (mosm/kg)							
Serum osmolarity (mosm/kg)							
ADH (pg/mL)							

</td></tr>
<tr><td>판 정</td><td colspan="5"></td></tr>
<tr><td>판 정 의</td><td colspan="5">내분비대사내과 (인)</td></tr>
<tr><td colspan="3"></td><td>판 정 일</td><td colspan="2">년 월 일</td></tr>
</table>

5. 참고사항

1) 검사 전에 혈청 나트륨이 160 mEq/L 이상인 경우에는 삼투압 자극이 충분히 되어 있으므로 고장 식염수 검사의 대상이 되지 않는다.
2) 종료시 혈장 삼투압의 충분한 증가(296 mosm/kg H_2O 이상)가 중요하다. 원발성 다음증에서는 검사 시작시 혈장 삼투압이 저하되며, 종료시에 항이뇨호르몬이 분비되는 삼투압에 도달하지 않는 경우가 있어 주의가 필요하다.
3) 이 검사에서는 항이뇨호르몬의 정확한 측정이 중요하다.
4) 이 방법은 검사 전 수분 섭취에 영향을 받지 않아 수분제한은 필요 없으나 커피, 차, 흡연은 금한다.
5) 고혈압, 뇌하수체 기능저하증에서는 고장 식염수 투여에 의해 나트륨 이뇨가 일어나며, 그 결과 신장의 농축력이 저하되어 항이뇨호르몬 작용 발현이 불명확해진다.

6. 보험규정

1) 코드; F6922

2) 2008년 상대가치 점수; 153.67

3) 분류; 혈장 및 요삼투압을 7회, 항이뇨호르몬을 1회 측정시 산정한다.

참고문헌

1) Harrison's Principles of Internal Medicine, 16th edition, p 2098-2100
2) DeGroot's & Jameson's Endocrinology, 5th edition, p 547
3) Comprehensive clinical endocrinology, 3rd edition, p 95-96

수분제한 및 피트레신 투여에 의한 요농축능 검사 (Water Deprivation Test & Pitressin Stimulation Test)

1. 검사 목적

1) 중추성 요붕증의 확정 진단
2) 요붕증과 심인성 다음증의 감별
3) 중추성 요붕증과 신성 요붕증의 감별

2. 검사 방법

1) 검사 전날 수분 섭취에 제한을 두지 않는다.
2) 검사 12시간 전부터는 커피, 차, 술, 담배는 하지 않도록 한다.
3) 오전에 체중을 재고, 소변과 정맥혈(EDTA 튜브)을 채취하여 삼투압을 측정한다.
4) 8시간 동안 수분 섭취를 제한한다.
5) 1시간 간격으로 체중을 잰 후 체중이 기초 체중에 비해 3-5% 이상 감소하거나 갈증이 참을 수 없을 정도이면 수분제한 검사를 종료하고 피트레신 검사를 시행한다.
6) 1시간 간격으로 소변을 보게 하여 소변양을 재고 소변에서 삼투압을 측정한다.
7) 1시간 간격으로 정맥혈을 채혈하여 혈장 삼투압을 측정한다.
8) 수분제한 검사 동안 환자가 수분을 섭취하지 못하도록 감시한다.
9) 수분제한은 다음중 한가지 소견이 보이면 중지한다.
   ① 소변 삼투압이 3시간 연속 30 mOsm/kg 이상 증가하지 않는다.
   ② 혈장 삼투압이 정상의 상한을 넘는다.
   ③ 혈청 나트륨이 정상이 상한을 넘는다.
   ④ 체중이 5% 이상 감소한다.
   ⑤ 환자가 더 이상 견디지를 못한다.
10) 피트레신 검사는 바소프레신 5 단위를 피하주사하거나 데스모프레신(피트레신) 5-10 단위(1-2 μg)를 피하, 근육 혹은 정맥주사한후 30분, 60분, 90분, 120분에 소변과 혈장 삼투압을 측정한다.
11) 이 때는 환자에게 식사나 음료를 먹을 수 있도록 허용한다. 단, 수분제한 검사시의 총 소변량의 1.5-2.0배 이하로 제한한다.

4. 판정기준

1) 정상 반응

정상인에서 혈장 삼투압의 기저치는 300 mOsm/kg 을 넘지 않는다. 소변 삼투압은 800 mOsm/kg H_2O 이상으로 되고, 소변 삼투압/혈장 삼투압비는 2 이상이 된다. 다뇨증이 있는 환자에서 소변 삼투압이 600 mOsm/kg H_2O 이상이면 항이뇨호르몬 분비는 정상으로 생각한다.

정상인에서는 피트레신 투여 후에도 내인성 ADH 분비가 있으므로 소변 삼투압이 50% 이상 증가되지 않는다.

2) 이상치의 해석

① 완전 중추성 요붕증 : 충분한 수분제한에도 소변 삼투압이 300 mOsm/kg 미만이며 항이뇨호르몬 투여후 소변 삼투압이 50% 이상 증가.

② 완전 신성 요붕증 : 충분한 수분제한에도 소변 삼투압이 300 mOsm/kg 미만이며 항이뇨호르몬 투여후 소변 삼투압의 변화가 거의 없음. (9% 이하 상승)

③ 원발성 다음증(primary polydipsia), 부분 중추성 요붕증 혹은 부분 신성 요붕증 : 충분한 수분제한후 소변 삼투압이 300 mOsm/kg, 요비중이 1.010을 넘는다. 비록 부분 중추성 요붕증의 경우 항이뇨호르몬의 투여에 소변 삼투압이 10%이상 상승하지만 세 질환을 감별할 수 있는 명백한 진단기준은 모호하다. 이럴 경우 검사도중에 측정한 항이뇨호르몬, 혈액 및 소변 삼투압의 상관관계로 감별할 수 있다. 부분 신성 요붕증의 경우 소변 삼투압과 항이뇨호르몬의 상관관계에서 부분 중추성 요붕증이나 원발성 다음증과 감별할 수 있다. 부분 중추성 요붕증과 원발성 다음증은 혈액 삼투압이 정상이상으로 상승하였을 때 항이뇨호르몬 수치를 측정해서 감별할 수 있다. 만약 혈액 삼투압이 정상이상으로 상승하지 않으면 고장성 식염수 부하검사를 시행할 수 있다.

수분제한 및 피트레신 투여에 의한 요농축능 검사 결과 보고

성　　명		차트번호		성별 / 나이	/
병　　동		검 사 일	년　　월　　일		

검사결과

수분제한	Basal	1hr	2hr	3hr	4hr	5hr	6hr	7hr	8hr
Urine osmol (mosm/kg)									
Serum osmol (mosm/kg)									
ADH (pg/mL)									
Serum Na (mEq/L)									
Urine volume (mL)									
체중 (Kg)									

피트레신투여	30min	60min	90min	120min
Urine osmol (mosm/kg)				
Serum osmol (mosm/kg)				
Urine volume (mL)				

판　　정	
판 정 의	내분비대사내과　　(인)

판 정 일	년　　월　　일

3) 혈장 및 요중 삼투압과 항이뇨호르몬(ADH)의 상관관계에 의한 요붕증의 감별진단

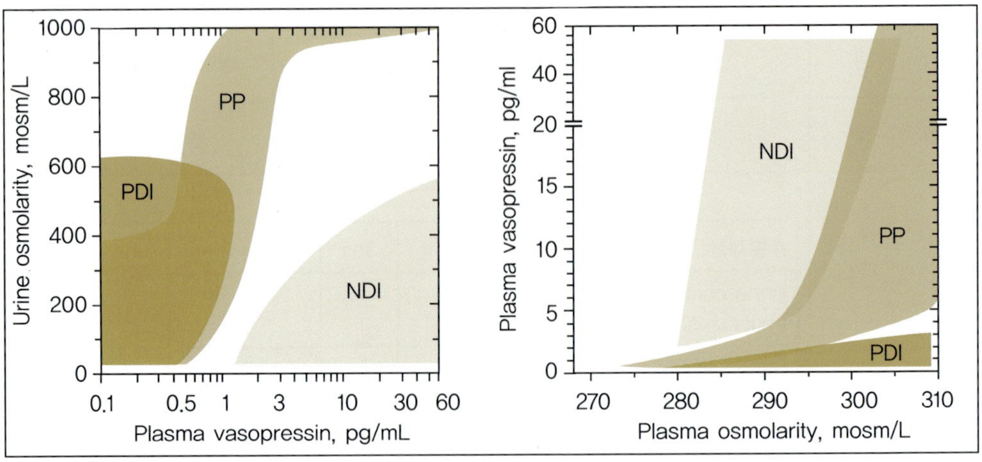

PDI; pituitary diabetes insipidus, NDI; nephrogenic diabetes insipidus, PP; primary polydipsia

5. 참고사항

1) 중추성 요붕증에서 수분제한으로 소변 삼투압이 증가하지 않는 경우가 있어 혈장 항이뇨호르몬의 동시 측정이 필수적이다. 원발성 다음증에서는 원칙적으로 수분제한으로 항이뇨호르몬이 분비되어 삼투압이 증가한다.
2) 완전 요붕증 환자에서 4~6시간의 수분제한이 필요하다.
3) 수분 저류 상태에서는 항이뇨호르몬에 대한 감수성이 저하한다.

6. 보험규정

1) 코드; F6923

2) 2008년 상대가치 점수; 196.09

3) 분류; 혈장 및 요삼투압을 10회 측정시 산정한다.

참고 문헌

1) Harrison's Principles of Internal Medicine, 16th edition, p 2098-2100
2) DeGroot's & Jameson's Endocrinology, 5th edition, p 547
3) Comprehensive clinical endocrinology, 3rd edition, p 95-96
4) Manual of endocrinology and metabolism, 3rd edition, p 787-788
5) 내분비학 1판, p 235
6) Williams Textbook of Endocrinology, 10th edition, p 289

Chapter 03

갑상선 기능검사

삼요오드티로닌 (triiodothyronine, T3)

1. 목적

1) 삼요오드티로닌 중독증의 진단
2) 갑상선 기능이상의 판정
3) 급성 중증 질환의 중증도 판정

2. 참고치

70-200 ng/dL(1.07-3.1 nmol/L)

3. 검체의 채취와 취급

안정시 수시채혈
혈청

4. 측정치에 영향을 주는 요인

1) 일중 변동 : 없음.
2) 스트레스, 식사, 운동의 영향 없음.

5. 참고사항

1) 갑상선기능의 평가에 티록신(thyroxine, T4)이 가장 널리 이용되나, 때로 T4는 정상범위이

며, 삼요오드티로닌만 이상치를 보이는 경우가 있다. 특히 갑상선중독증이 의심되나 티록신은 정상 범위이면 반드시 삼요오드티로닌을 측정하도록 한다. 티록신은 정상 범위이며 삼요오드티로닌만 증가되는 경우를 삼요오드티로닌 중독증(T3 toxicosis)이라 부른다.

2) 삼요오드티로닌 저하증후군 : 뇌하수체의 갑상선자극호르몬 분비는 혈청 티록신 농도에 의존하며, 갑상선자극호르몬과 티록신은 정상범위에 있으며 삼요오드티로닌만 저하되는 경우가 있다. 혈중 삼요오드티로닌의 80%는 간, 신장 등 말초 조직에서 티록신의 5'-탈요드효소의 작용에 의해 생산되며, 이 효소의 활성은 금식, 신경성 식욕부진증, 간경변, 신부전, 급성 중증질환 등에서 저하된다. 그 결과 혈중 총 삼요오드티로닌 농도가 저하된다. 이러한 저하 정도는 질환의 원인과 관계없이 질환의 중증도에 의해 결정된다.

3) 갑상선호르몬의 반감기는 티록신이 1주일, 삼요오드티로닌이 1일로 크게 차이가 있다. 갑상선 파괴에 의해 일시적으로 갑상선호르몬이 유출되고, 지속적으로 생산되지 않을 때는 티록신이 증가되며 삼요오드티로닌은 일찍 감소하여 삼요오드티로닌/티록신 비가 낮다. 따라서 삼요오드티로닌/티록신 비는 그레이브스병에 의한 갑상선기능항진증보다는 갑상선염이나 요오드-유발에 의한 갑상선중독증에서 더 낮은 경향이 있다. 갑상선기능저하증의 진단에서 삼요오드티로닌 측정은 도움이 안 된다. 중증 갑상선기능저하증으로 진행될 때까지 대부분 환자가 혈청 삼요오드티로닌은 정상이며, 비갑상선질환에서 갑상선 기능과는 무관하게 혈청 삼요오드티로닌이 감소하기 때문이다.

6. 이상치의 해석

증가	저하
갑상선중독증	갑상선기능저하증
그레이브스병	일차갑상선기능저하증
파괴성 갑상선중독증	만성갑상선염
무통갑상선염	원발성 점액부종
아급갑상선염 일부	갑상선 수술후
자율 기능성 갑상선 결절	방사성 요오드 투여후
중독성 선종	뇌하수체성 갑상선기능저하증
중독성 다결절성 갑상선종	시상하부성 갑상선기능저하증
갑상선자극호르몬 생산종양	티록신결합글로불린 감소
인융모성선자극호르몬 생산종양	삼요오드티로닌 저하증후군
갑상선호르몬 과잉복용	항 삼요오드티로닌 항체(챠콜법)
삼요오드티로닌 중독증	
티록신결합글로불린 증가	
갑상선호르몬 불응증	
항 삼요오드티로닌 항체(이항체법, PEG 법)	

7. 보험규정

1) 코드

진단검사의학적 방법; C3290

핵의학적방법; C7329

2) 2008년 상대가치 점수

진단검사의학적 방법; 165.86

핵의학적방법; 164.47

참고문헌

1) 임상갑상선학, 제2판, 조보연 p129

2) Harrison's Principles of Internal Medicine, 16th edition, p2108

3) Williams Textbook of Endocrinology, 10th edition, p354

4) Diagnostic Endocrinology, 2nd edtion, p179

5) Thyroid Disease, 2nd edition, p42

유리삼요오드티로닌 (free T3, FT3)

1. 목적

혈청 총 삼요오드티로닌의 수치 변동이 혈중 단백질 결합에 의한 것으로 생긴 것이 의심될 때

2. 참고치

3.5~6.5 pg/mL(5~10 pmol/L)

3. 검체의 채취와 취급

안정시 수시 채혈

혈청

4. 측정치에 영향을 주는 요인

1) 일중 변동 : 없음

2) 스트레스, 식사, 운동의 영향 : 없음

5. 참고사항

1) 갑상선 기능의 선별검사에서 혈청 유리 티록신(FT4)과 혈청 갑상선자극호르몬 검사가 추천된다. 때로 유리 티록신 치가 정상범위에 있으나 유리 삼요오드티로닌치만 이상을 보이는 경우가 있으므로(특히 그레이브스병의 초기 또는 치료중) 의심스러운 경우에는 3가지를 측정하는 것이 좋다.

2) 삼요오드티로닌 저하증후군에서는 삼요오드티로닌처럼 유리 삼요오드티로닌도 저하되며, 이 경우에는 갑상선자극호르몬을 측정하여 정상이면 갑상선기능저하증과 감별한다. 간편한 방법은 유리티록신/유리삼요오드티로닌 비를 이용하여 감별할 수 있으며, 삼요오드티로닌 저하증후군에서는 5'-탈요드효소의 활성저하에 의해 유리티록신은 정상범위에 있으나 유리삼요오드티로닌은 저하된다. 갑상선기능저하증에서는 유리티록신이 저하된다.

6. 이상치의 해석

삼요오드티로닌(T3) 참조

7. 보험규정

1) 코드

진단검사의학적 방법; C3300

핵의학적방법; C7330

2) 2008년 상대가치 점수

진단검사의학적 방법; 152.56

핵의학적방법; 147.66

참고 문헌

1) 임상갑상선학, 제2판, 조보연 p133

2) Harrison's Principles of Internal Medicine, 16th edition, p2108

3) Williams Textbook of Endocrinology, 10th edition, p355

4) Diagnostic Endocrinology, 2nd edtion, p181

5) Thyroid Disease, 2nd edition, p42

삼요오드티로닌 섭취율 (triiodothyronine uptake, T3U)

1. 목적

유리티록신을 추정하기 위한 유리티록신지수(FT4 index) 계산에 이용된다.

2. 참고치

22.0∼35.0%

3. 이상치의 해석

증가	감소
갑상선 중독증	갑상선호르몬 결핍
티록신글로불린 감소증	티록신글로불린 증가증
티록신글로불린 결핍증	
티록신의 티록신결합글로불린 결합에 경쟁적인 약제	
살리칠산, 딜란틴, 클로프로파미드	
디아제팜, o,p'-DDD	

4. 검사방법 및 원리

1) 혈청 분리 후 동결보존

2) 원리 : T3 삼요오드티로닌은 표지된 삼요오드티로닌을 이용하여 티록신결합글로불린(thyroxine binding globulin, TBG) 및 갑상선호르몬결합단백(thyroid hormone binding protein, TBP)의 불포화 갑상선호르몬 결합능을 측정한다. 갑상선호르몬결합단백의 갑상선호르몬 결합능(포화+불포화)은 일정하므로 불포화 결합능은 갑상선호르몬 증가에 의해 감소하며, 호르몬 감소에 의해 증가한다. T3 삼요오드티로닌은 첨가된 표지 삼요오드티로

닌 중에서 갑상선호르몬결합단백에 결합되지 않은 부분을 측정하여 %로 표시하여 혈중 갑상선호르몬 농도와 같은 방향으로 변동한다. 삼요오드티로닌은 티록신에 비해 티록신결합글로불린에 대한 결합력이 약하여 (티록신의 1/10) 측정이 쉽다.

5. 측정치에 영향을 주는 요인

1) 일중변동 : 없음

2) 식사의 영향 : 없음

6. 참고사항

1) 총 티록신치와 같이 증가된 경우에는 갑상선 중독증을, 총 티록신과 삼요오드티로닌 섭취율이 동시에 저하된 경우에는 갑상선호르몬 결핍증을 의심하여 검사를 진행한다.

2) 총 티록신치와 괴리가 있는 경우에는 티록신결합글로불린 이상증과 갑상선호르몬결합단백 결합을 억제하는 약제를 조사한다.

3) 총 티록신치와 삼요오드티로닌 섭취율 측정에 의한 유리티록신 추정은 유리티록신지수를 이용한다. (유리티록신지수 = 총 티록신치×삼요오드티로닌 섭취율)

4) 최근 유리티록신, 유리삼요오드티로닌 측정의 보편화로 임상적 유용성이 적어졌다.

7. 보험규정

1) 코드

진단검사의학적 방법; C3310

핵의학적방법; C7331

2) 2008년 상대가치 점수

진단검사의학적 방법; 152.29

핵의학적방법; 156.15

참고 문헌

1) 임상갑상선학, 제2판, 조보연 p135

2) Harrison's Principles of Internal Medicine, 16th edition, p2108

3) Williams Textbook of Endocrinology, 10th edition, p355

4) Diagnostic Endocrinology, 2nd edtion, p180

5) Thyroid Disease, 2nd edition, p42

역 삼요오드티로닌 (reverse T3, rT3)

1. 목적

중증 질환에서 갑상선기능저하증의 감별진단에 유용하다.
(중증 질환에서 역 삼요오드티로닌 증가는 예후를 나쁘게 한다.)

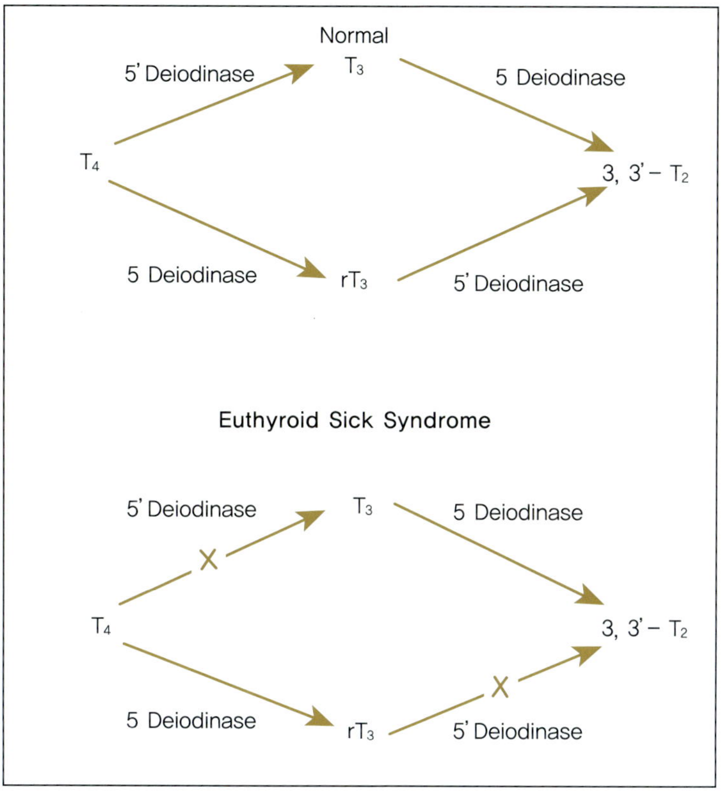

T4의 정상의 대사 경로와 T3 저하증후군에서 교환 역 삼요오드티로닌 증가 경로

2. 참고치

13~50 ng/mL

3. 검체의 채취와 취급

안정시 수시 채혈
혈청

4. 측정치에 영향을 주는 요인

1) 상승되는 경우

① 신생아에서는 매우 높으나 출생 5일에 정상치로 저하된다.

② 티록신결합글로불린의 영향을 받아 임신이나 에스트로겐 투여에 의해 티록신결합글로불린이 증가하는 경우에 상승된다.

③ 프로필치오우라실, 프로프라놀롤, 아미오다론, 텍사메타손, 할로탄 등의 약제 투여에서 증가한다.

2) 저하되는 경우

딜란틴 투여 후에는 티록신결합글로불린과의 결합 억제와 대사 증가로 저하된다.

5. 참고사항

1) 역 삼요오드티로닌은 삼요오드티로닌처럼 말초에서 티록신의 탈요드화에 의해 생성되며, 삼요오드티로닌과 역 삼요오드티로닌 형성은 신체 방어기전에 의해 결정된다. 역 삼요오드티로닌의 생리적 활성은 거의 없다.

2) 정상 갑상선 중증질환 증후군(euthyroid sick syndrome)에서 역 삼요오드티로닌은 증가되는데 그 기전은 5'-monodeiodinase 효소활성의 저하로, (가) 삼요오드티로닌 생성이 저하되고, (나) 역 삼요오드티로닌의 이요오드티로닌(T2) 전환이 저하된다.

6. 보험규정

1) 코드

진단검사의학적 방법; C3320

핵의학적방법; C7332

2) 2008년 상대가치 점수

진단검사의학적 방법; 153.51

핵의학적방법; 156.15

참고문헌

1) 임상갑상선학, 제2판, 조보연 p31

2) Harrison's Principles of Internal Medicine, 16th edition 2108

3) Williams Textbook of Endocrinology, 10th edition, p355

4) Diagnostic Endocrinology, 2nd edtion, p182
5) Thyroid Disease, 2nd edition, p43

티록신 (thyroxine, T4)

1. 목적

1) 갑상선 기능이상의 판정
2) 그레이브스병 치료 시작 후 효과의 판정

2. 참고치

5～12 μg/dL(58～174 nmol/L)

3. 이상치의 해석

증가	저하
갑상선중독증	갑상선기능저하증
그레이브스병	일차갑상선기능저하증
파괴성 갑상선중독증	만성갑상선염
무통갑상선염	원발성 점액부종
아급갑상선염 일부	갑상선 수술후
자율 기능성 갑상선 결절	방사성 요오드 투여후
중독성 선종	뇌하수체성 갑상선기능저하증
중독성 다결절성 갑상선종	시상하부성 갑상선기능저하증
갑상선자극호르몬 생산종양	티록신결합글로불린 감소
인융모성선자극호르몬 생산종양	삼요오드티로닌 저하증후군
갑상선호르몬 과잉복용	항 삼요오드티로닌 항체(챠콜법)
삼요오드티로닌 중독증	
티록신결합글로불린 증가	
갑상선호르몬 불응증	
항 삼요오드티로닌 항체(이항체법, PEG 법)	

4. 검체의 채취와 취급

혈청을 이용

안정시 채혈

5. 측정치에 영향을 주는 요인

1) 일중 변동 : 없음.
2) 스트레스, 식사, 운동의 영향 : 없음
3) 임신 : 티록신결합글로불린의 증가에 따라 증가한다.
4) 약제 : 티록신결합글로불린에 변화를 일으키는 약제 (티록신결합글로불린 항목 참조).

6. 참고 사항

1) 정상치에서 이상으로 판독하는 경우 : 경도의 갑상선 기능이상증에서 갑상선자극호르몬 치가 이상이고, 티록신 치가 정상범위에 있는 경우에 갑상선자극호르몬 치에 의해 판단한다.
2) 정확하게는 총 티록신으로 불러야하나 보통 티록신이라고 하면 총 티록신을 의미한다. 갑상선에서 분비되는 티록신은 대부분 혈중 티록신결합글로불린과 결합되어 있으며, 극히 일부만이 (0.02~0.03%) 유리형으로 존재하여 말초조직에 작용한다. 갑상선의 기능상태를 평가하기 위해서는 유리티록신 농도를 측정해야하나 과거 측정 방법의 어려움으로 총 티록신이 널리 이용되어 왔다. 티록신결합글로불린 농도가 정상이며, 티록신결합글로불린에 이상이 없는 조건에서는 혈청 총 티록신 치는 갑상선 기능을 잘 반영한다.
3) 이상알부민으로 갑상선호르몬 결합능이 증가되어 갑상선 기능이 정상이어도 티록신치가 높게 나오는 가족성 이상 알부민 고티록신혈증(Familial dysalbuminemic hyperthyroxinemia)은 상염색체 우성으로 유전한다.

7. 보험규정

1) 코드

진단검사의학적 방법; C3320

핵의학적방법; C7333

2) 2008년 상대가치 점수

진단검사의학적 방법; 164.54

핵의학적방법; 168.98

참고문헌

1) 임상갑상선학, 제2판, 조보연 p129

2) Harrison's Principles of Internal Medicine, 16th edition 2108

3) Williams Textbook of Endocrinology, 10th edition, p354

4) Diagnostic Endocrinology, 2nd edtion, p178

5) Thyroid Disease, 2nd edition, p42

유리티록신 (free T4, FT4)

1. 목적

1) 갑상선 기능의 선별검사

2) 갑상선 질환의 경과 관찰

2. 참고치

0.8~1.8 ng/dL (10~22 pmol/L)

3. 이상치의 해석

티록신 항목참조

4. 검체의 채취와 취급

안정시 수시 채혈

혈청

5. 측정치에 영향을 주는 요인

1) 일중 변동 : 없음.

2) 스트레스, 식사, 운동의 영향 : 없음 (알부민 농도에 영향을 받는 검사 키트가 있음).

6. 참고사항

1) 유리티록신은 직접 말초조직에 작용하며, 세포 내에서 탈요드하여 삼요오드티로닌을 만들고 핵에 결합하여 호르몬의 작용을 나타낸다. 총 티록신과 달리 티록신결합글로불린의 영향을 받지 않으며, 일부 예외를 제외하고 유리티록신 치에 이상이 있는 경우에는 갑상선 기능이상으로 생각할 수 있어 갑상선기능의 선별검사에 가장 유용하다. 그러나 갑상선의 기능상태를 시간 경과에 따라 관찰할 경우에는 변이 폭이 작아 예민도가 떨어진다.
2) 유리티록신의 가장 정확한 측정법은 평형투석법이지만 측정 방법이 복잡하여 현재는 이용되지 않고, 티록신결합글로불린에 결합하지 않는 항 티록신 항체와의 결합 성질이 있는 티록신 유도체를 사용하는 유도체법이 개발되었다. 이 방법은 한 단계로 유리티록신을 측정하여 간편하다. 그러나 표지 티록신 유도체가 알부민에 결합하므로 저알부민혈증에서 실제보다 저하된다. 또한 혈청에 티록신 항체가 존재하면 실제보다 높게 측정된다. 임상적으로 갑상선기능 상태와 측정 결과가 일치하지 않는 경우나 신질환, 간질환 등으로 혈청 알부민치에 이상이 있는 경우 및 티록신 항체가 존재하는 경우에는 평형투석법에 의한 유리티록신을 측정한다.

7. 보험규정

1) 코드

진단검사의학적 방법; C3340

핵의학적방법; C7334

2) 2008년 상대가치 점수

진단검사의학적 방법; 169.33

핵의학적방법; 164.72

참고 문헌

1) 임상갑상선학, 제2판, 조보연 p133
2) Harrison's Principles of Internal Medicine, 16th edition 2108
3) Williams Textbook of Endocrinology, 10th edition, p355
4) Diagnostic Endocrinology, 2nd edtion, p181
5) Thyroid Disease, 2nd edition, p43

갑상선자극호르몬 (thyroid stimulating hormone, TSH)

1. 목적

1) 갑상선질환이 의심되는 경우에 갑상선기능의 이상 여부를 알고자하는 선별검사
2) 갑상선기능저하에서 티록신 보충의 적절성 판정
3) 갑상선분화암 환자에서 티록신 억제요법의 적정성 판정

2. 참고치

0.4-4 uIU/ml

3. 측정치에 영향을 주는 요인

1) 출생 직후 급격히 상승하였다가 출생 3일 후에는 성인의 정상범위로 내려옴
2) 정상인에서 밤에 증가하고 낮에 감소하는 일중변동을 보임
3) 정상적인 야간증가가 일차갑상선기능저하증에서는 유지되지만 중추성 갑상선기능저하증, 금식 및 비갑상선질환에서는 소실됨
4) 여러 약제에 의하여 기저치가 감소할 수 있음 (갑상선호르몬, 도파민, L-dopa, 브로모크립틴, 피리독신, 펜토라민, 세로토닌 길항제, 당류코르티코이드, 성장호르몬, 소마토스타틴, 아스피린, 크로피브레일, 아편제제)

4. 참고사항

1) 혈청 갑상선자극호르몬은 방사면역측정법과 면역방사계수측정법의 두가지 방법으로 측정함. 방사면역측정법은 측정 예민도가 낮아서 정상의 하한치와 감소치 사이의 감별이 불가능함. 반면 면역방사계수측정법은 측정예민도가 방사면역측정법보다 10-100배 높아서 0.05 uIU/ml 혹은 그 이하의 농도까지 측정이 가능함. 따라서 정상과 정상 이하 및 억제된 갑상선자극호르몬 치를 감별할 수 있어서 현재 이 방법이 주로 이용됨.
2) 일차갑상선기능저하증은 혈청 갑상선자극호르몬 증가로 확인됨.
3) 혈청 갑상선자극호르몬이 정상이면 갑상선기능항진증을 제외할 수 있음
4) 혈청 갑상선자극호르몬 측정이 갑상선기능변화를 반영하는 가장 예민한 방법이지만 비갑상선질환(nonthyroidal illness)의 일부에서 혈청 갑상선자극호르몬이 비정상으로 나타나

므로 해석에 주의를 요함. 특히 갑상선자극호르몬 분비를 억제하는 약제를 투여하고 있는 환자에서 혈청 갑상선자극호르몬이 억제되므로 유리티록신 또는 유리삼요오드티로닌을 같이 측정하여 감별할 필요가 있음.

5) 시상하부 및 뇌하수체성 갑상선기능저하증에서는 혈청 갑상선자극호르몬이 정상 또는 감소되므로 갑상선호르몬 측정과 갑상선자극호르몬유리호르몬 자극검사가 필요해짐.

5. 보험규정

1) 코드

진단검사의학적 방법; C3360

핵의학적방법; C7336

2) 2008년 상대가치 점수

진단검사의학적 방법; 205.49

핵의학적방법; 196.20

참고문헌

1) 임상갑상선학, 제2판, 조보연 p137

2) Harrison's Principles of Internal Medicine, 16th edition 2108

3) Williams Textbook of Endocrinology, 10th edition, p353

4) Diagnostic Endocrinology, 2nd edtion, p184

5) Thyroid Disease, 2nd edition, p43

갑상선글로불린 (thyroglobulin)

1. 목적

1) 갑상선 종양의 종양 표지자
2) 그레이브스병의 치료 경과 관찰
3) 아급성갑상선염의 경과 관찰

2. 참고치

0-60ng/ml

3. 이상치의 해석

증가	저하
갑상선 종양	갑상선 결손
갑상선선종, 갑상선암	선천성 갑상선종
그레이브스병	갑상선글로불린 합성장애
무통갑상선염	갑상선호르몬 투여
아급갑상선염	항갑상선글로불린항체 양성
하시모토갑상선염	

4. 검체의 채취와 취급

혈청, 안정시 수시 채혈 가능

5. 측정치에 영향을 주는 요인

1) 일중 변동 : 없음
2) 스트레스, 식사, 운동, 체위 영향 : 없음.

6. 참고사항

1) 갑상선글로불린은 갑상선호르몬의 전구호르몬(prehormone)이며 정상 갑상선에 다량 존재한다. 종양에서 갑상선글로불린의 미세구조가 변화하나 현재 사용하는 키트로 차이를 검출할 수 없으므로 갑상선글로불린치로 갑상선 종양의 양성, 악성의 감별은 할 수 없다.

그러나 갑상선암의 전적출 후 갑상선글로불린치의 추적 검사는 중요하며, 이를 통해 갑상선암의 재발을 의심할 수 있다.

2) 갑상선이 갑상선자극호르몬에 의해 자극 받으면 혈중 갑상선글로불린 농도가 증가한다. 그레이브스병 환자에서 갑상선호르몬이 정상화되고, 항 갑상선자극호르몬 수용체 항체가 음성화되어도 갑상선글로불린치가 계속 높으면 치료를 계속해야 할 수도 있다. 이것은 갑상선의 과잉자극을 의미하며, 이때 치료를 중단하면 재발하는 경우가 많기 때문이다. 따라서 그레이브스병의 항갑상선제 중지 시기 결정에 갑상선글로불린치의 정상화를 이용할 수 있다. 그러나 갑상선글로불린 항체 음성은 그레이브스병 환자에서 치료 종료 지표로 사용할 수 없다.

3) 갑상선이 파괴되면 갑상선호르몬과 동시에 갑상선글로불린이 유출되어 혈중 농도가 증가한다. 시간이 지나면서 혈청 갑상선호르몬치가 저하되지만, 혈청 갑상선글로불린치의 정상화에는 시간이 걸린다. 따라서 아급성 갑상선염의 치료에서 갑상선글로불린의 측정은 치료 중지 시기 판정에 유용하다.

7. 보험규정

1) 코드

진단검사의학적 방법; C3350

핵의학적방법; C7335

2) 2008년 상대가치 점수

진단검사의학적 방법; 198.50

핵의학적방법; 188.95

참고문헌

1) 임상갑상선학, 제2판, 조보연 p144

2) Harrison's Principles of Internal Medicine, 16th edition 2108

3) Williams Textbook of Endocrinology, 10th edition, p359

4) Diagnostic Endocrinology, 2nd edtion, p197

티록신결합글로불린 (thyroxine binding globulin, TBG)

1. 목적

1) 총 티록신, 총 삼요오드티로닌을 이용한 갑상선 기능 검사의 평가
2) 유전성 티록신결합글로불린 이상증의 진단

2. 참고치

13.5~28.0 μg/mL

3. 이상치의 해석

증가	저하
유전성 티록신결합글로불린 증가증	유전성 티록신결합글로불린 결핍증
에스트로겐 증가	갑상선기능항진증
임신, 포상기태	영양불량
에스트로겐 생산종양	신증후군
경구 피임약 투여	단백손실성 위장질환
갑상선기능저하증	간경변증
급성 간염	말단비대증
급성 간헐성 포르피리아	쿠싱증후군
골수종	약제
교원병	안드로겐, 단백동화 호르몬제
티록신결합글로불린 생산종양(간암)	대량의 당질코르티코이드
약제	L-아스파라기나제
퍼페나진, 헤로인, 메사돈,	
클로피브레이트, 5-프루오우라실	

4. 검채의 채취와 취급

안정시 수시 채혈
혈청

5. 측정치에 영향을 주는 요인

1) 일중 변동 : 없음

2) 스트레스, 식사, 운동, 체위 영향 : 없음.

3) 연령 : 유아와 고령자에서 증가.

4) 임신 : 2개월부터 증가하여, 출산 후 4~6주까지 증가.

5) 약제 : 이상치의 해석 표 참조.

6. 참고사항

1) 갑상선호르몬의 65~75%는 티록신결합글로불린에 결합하여 존재하며, 티록신결합글로불린에 결합한 갑상선호르몬은 세포 내에 유입되지 못하여 호르몬 작용이 없다. 티록신결합글로불린에 이상이 있는 경우에도 유리형 갑상선호르몬 농도가 정상으로 유지되므로 갑상선 기능에 이상을 일으키지 않는다. 총 티록신은 티록신결합글로불린 농도를 일정하게 반영하므로 총 티록신을 측정하여 갑상선 기능을 판정하기 위해서는 티록신결합글로불린 농도를 염두에 두어야한다. 티록신과 티록신결합글로불린 양자를 측정하면 유리 갑상선호르몬 농도(FT4 index)를 계산할 수 있다.

2) 유전성 티록신결합글로불린 증가증, 유전성 티록신결합글로불린 감소증 등은 X 염색체 우성으로 유전하며, 최근 크레틴병(cretinism)의 집단 검진과 티록신 이상치의 정밀검사에서 발견되는 경우가 많다. 그러나 혈중 유리 갑상선호르몬 농도는 정상이므로 갑상선 기능은 정상이므로 치료는 필요 없다.

7. 보험규정

1) 코드

진단검사의학적 방법; C3380

핵의학적방법; C7338

2) 2008년 상대가치 점수

진단검사의학적 방법; 237.68

핵의학적방법; 230.86

참고문헌

1) 임상갑상선학, 제2판, 조보연 p129

2) Harrison's Principles of Internal Medicine, 16th edition, p2108

3) Williams Textbook of Endocrinology, 10th edition, p355

4) Diagnostic Endocrinology, 2nd edtion, p179

갑상선자극호르몬결합억제면역글로불린 (thyrotropin binding inhibitory immunoglobulin, TBII)

1. 목적

1) 그레이브스병의 선별검사
2) 그레이브스병의 투약 중지시기 결정
3) 원발성 점액부종의 원인 진단
4) 신생아의 일과성 갑상선 기능이상증의 예측

2. 참고치

10-15% 이하 (kit 마다 약간씩 차이가 존재함)

3. 이상치의 해석

증가	저하
그레이브스병 정상갑상선기능 그레이브스병 원발성 점액부종 하시모토갑상선염의 일부 아급성 갑상선염의 회복기 일부	항 갑상선자극호르몬 항체의 존재

4. 검체의 채취와 취급

안정시 수시 채혈
혈청

5. 참고사항

1) 환자의 IgG가 ^{125}I-β갑상선자극호르몬의 갑상선자극호르몬 수용체 결합을 억제하는 능력을 측정하는 방사수용체 분석법(radioreceptor assay)이며, 자극항체와 억제항체가 모두 반영된다.

2) 그레이브스병은 갑상선자극호르몬 수용체에 대한 자가항체가 갑상선을 자극하여 갑상선 호르몬의 과잉분비를 일으키는 질환이며, 치료하지 않은 그레이브스병의 90%에서 이 항체가 양성이고, 약물치료 후 지속적으로 양성인 경우 치료를 중지하면 재발하는 경우가 많다.

3) 갑상선자극호르몬 수용체 항체에는 갑상선자극호르몬과 동일하게 수용체에 결합하여 갑상선을 자극시켜 호르몬을 과잉 분비시키는 항체(갑상선자극항체, thyroid stimulating antibody, TSA)와 갑상선자극호르몬 수용체에 결합하여 갑상선자극호르몬 작용을 억제하여 갑상선기능저하증을 일으키는 항체(갑상선자극차단항체, thyroid stimulation blocking antibody, TSBAb)의 2종이 있다. 후자는 원발성 점액부종의 원인이 된다.

3) 갑상선자극호르몬 수용체 항체는 태반을 통과하므로 갑상선자극항체 활성이 높은 임산부에서 출생한 신생아는 일시적인 갑상선기능항진증을 일으킬 수 있다. 갑상선자극차단항체를 가진 임산부의 신생아는 일시적인 갑상선기능저하증이 일어날 수 있다.

4) 혈청에 갑상선자극호르몬에 대한 항체가 존재하면 갑상선자극호르몬결합억제면역글로불린이 10% 이하로 저하되며, 그레이브스병에서 갑상선자극호르몬결합억제면역글로불린이 높지 않으면 이러한 항체의 존재를 고려한다.

5) 그레이브스병의 눈 증상은 있으나, 갑상선 기능이 정상인 경우를 정삼갑상선기능 그레이브스병이라고 부르며, 이 경우에 갑상선자극호르몬결합억제면역글로불린은 양성이다. 정상갑상선기능 그레이브스병은 갑상선기능항진증으로 발전될 수 있으므로 주의하여 경과관찰이 필요하다.

6) 아급성 갑상선염과 방사성 동위원소 치료후 갑상선 파괴에 의해 일시적으로 갑상선자극호르몬결합억제면역글로불린이 양성일 수 있으나 수치는 높지 않다.

6. 보험규정

1) 코드

진단검사의학적 방법; CX221

핵의학적방법; CX7221

2) 2008년 상대가치 점수

진단검사의학적 방법; 96.37

핵의학적방법; 96.37

참고문헌

1) 임상갑상선학, 제2판, 조보연 p141

2) Harrison's Principles of Internal Medicine, 16th edition, p2108
3) Williams Textbook of Endocrinology, 10th edition, p360
4) Diagnostic Endocrinology, 2nd edtion, p195

갑상선자극항체/면역글로불린
(thyroid stimulating antibody/immunoglobulin, TSA/TSI)

1. 목적

1) 그레이브스병의 선별검사
2) 그레이브스병의 투약 중지시기 결정
3) 신생아의 일과성 갑상선기능이상증의 예측
4) 갑상선 기능이 정상인 그레이브스성 안병증의 진단

2. 원리

지금까지 시행되어 오던 갑상선자극면역글로불린 검사법은 쥐의 갑상선 세포에서 유래한 세포주인 FRTL-5 세포나 사람의 수용체를 발현시킨 CHO 세포를 갑상선자극호르몬이나 갑상선자극호르몬수용체 항체가 자극할 때 생성되는 cAMP의 양을 방사면역검사법으로 측정하는 방법이었다. 이 검사 방법은 세포주를 직접 배양하여야 하고 검체로부터 IgG를 분리하는 등 검사방법이 표준화되어 있지 않고 시간이 오래 걸리며 재현성과 민감도가 떨어지는 문제가 있었다. 최근에 새로 상품화된 키트는 CHO 세포주를 이용하여 cAMP 대신 발광물질인 luciferase를 측정하는 방법으로써 혈청을 그대로 사용하여 검사시간이 4-5시간 걸리고 재현성과 민감도가 개선되었다.

3. 참고치

not detected : 〈130%, indeterminate: 130-150%, detected:〉150%

4. 검채의 채취와 취급

혈장은 혈청사용시보다 낮은 값을 보이는 경우가 많으므로 혈청이 검체로서 좋다. 혈청 중 갑상선자극호르몬결합억제면역글로불린, 갑상선자극항체 모두 비교적 안정적이므로 냉장 보관하며 장기 보존시에는 동결해두는 것이 좋음

5. 참고사항

갑상선자극호르몬 수용체 항체에는 자극형과 차단형의 2종류가 있다. 전자는 갑상선자극호르몬 수용체에 대하여 촉진제로 작용하여 갑상선기능항진증을 야기하며 갑상선자극호르몬결합억제면역글로불린 및 갑상선자극항체가 양성이 된다. 후자는 갑상선자극호르몬 수용체에 대하여 길항제로 작용하여 갑상선기능저하증을 일으킨다. 갑상선자극호르몬 결합저해작용은 있지만 (TBII 양성) 갑상선자극항체 같은 작용은 없고 오히려 갑상선자극호르몬 자극에 의한 cAMP생산을 저해하는 작용을 가지므로 갑상선자극차단항체에서는 양성을 보인다.

6. 보험규정

1) 코드

진단검사의학적 방법; C3390

핵의학적방법; C7339

2) 2008년 상대가치 점수

진단검사의학적 방법; 225.47

핵의학적방법; 223.25

참고문헌

1) 임상갑상선학, 제2판, 조보연 p141

2) Harrison's Principles of Internal Medicine, 16th edition, p2108

3) Williams Textbook of Endocrinology, 10th edition, p360

4) Diagnostic Endocrinology, 2nd edtion, p196

항미크로솜항체와 항갑상선글로불린항체 (antimicrosomal antibody and antithyroglobulin antibody)

1. 검사 목적

자가 면역성 갑상선 질환(하시모토갑상선염, 그레이브스병)의 진단 및 경과 판정

2. 참고치

항미크로솜항체 : 0.3 U/mL 이하

항갑상선글로불린항체 : 100 IU/mL 이하

3. 이상치의 해석

자가면역성 갑상선질환(하시모토갑상선염, 그레이브스병, 원발성 점액부종, 무통갑상선염)에서 증가

4. 검체의 채취와 취급

안정시 수시 채혈

혈청

5. 참고사항

1) 항미크로솜항체는 갑상선 여포상피세포의 미크로좀 분획에 대한 항체이며, 보체와 결합하여 세포손상을 일으킬 수있다. 최근 미크로좀 분획에 있는 갑상선 과산화효소가 항원으로 알려져 항갑상선과산화효소항체(antithyroperoxidase(anti-TPO) antibody)라고 부르고 있다. 항갑상선글로불린항체는 갑상선 여포내 콜로이드의 주성분인 갑상선글로불린에 대한 항체다.
2) 하시모토갑상선염은 미만성의 단단한 갑상선종이 있으며, 다른 갑상선종의 원인이 제외되고, 갑상선 조직 구성 성분에 대한 체액성 항체가 있을때 진단되며, 항미크로솜항체, 항갑상선글로불린항체가 각각 90%, 50% 정도 양성이다. 그레이브스병에서도 하시모토갑상선염과 같은 정도의 양성률을 보이며 항체가 분포에 차이가 없어, 항갑상선항체는 자가면역성 갑상선 질환의 표지이며, 항갑상선 항체 측정만으로 하시모토갑상선염을 진단할 수 없

으므로 주의를 요한다.

3) 항갑상선항체의 항체가와 갑상선 기능 사이에는 관련이 없다. 그러나 하시모토갑상선염에서 항갑상선글로불린항체의 항체가와 조직파괴 정도에는 어느 정도의 상관이 있으나, 갑상선종이 큰 예에서는 높은 수치가 계속된다. 그레이브스병에서 항갑상선글로불린항체의 항체가가 높은 증례에서는 수술 또는 방사선 동위원소 치료 후 갑상선기능저하증이 되기 쉽다.

4) 과거에는 감작 적혈구 또는 감작 젤라틴을 이용한 응집반응으로 검사하였으나, 최근에는 정제된 항원을 사용한 고감도 방사면역검사법 방법으로 검사한다.

6. 보험규정

가. 항미크로솜항체

1) 코드

진단검사의학적 방법; C4951(일반), C4952(정밀)

핵의학적방법; C7495

2) 2008년 상대가치 점수

진단검사의학적 방법; 101.16(일반), 245.66(정밀)

핵의학적방법; 240.79

나. 항갑상선글로불린항체

1) 코드

진단검사의학적 방법; C4940

핵의학적방법; C7494

2) 2008년 상대가치 점수

진단검사의학적 방법; 224.26

핵의학적방법; 237.28

참고문헌

1) 임상갑상선학, 제2판, 조보연 p139

2) Harrison's Principles of Internal Medicine, 16th edition, p2108

3) Williams Textbook of Endocrinology, 10th edition, p60

4) Diagnostic Endocrinology, 2nd edtion, p197

갑상선의 방사성요오드섭취율, ^{99m}TC 섭취율 (radioactive iodine uptake, RAIU)

1. 목적

1) 갑상선의 호르몬 합성능 판정
2) 갑상선기능항진증의 감별진단

2. 검사 방법

방사성 핵종(131 또는 123 Iodine(경구) 또는 ^{99m}Tc (정주))를 투여 후 요오드는 24시간 후 ^{99m}Tc은 20분 후에 갑상선과 대퇴부에서 섭취율을 측정한다.

섭취율(%) = (목의 분당계수 -대퇴부의 분당계수)/ 표준 분당계수

3. 판정기준

요오드 섭취율 : 5-40%

^{99m}Tc 섭취율 : 1.7-4%

4. 이상치의 해석

증가	저하
그레이브스병	아급갑상선염(활동기)
자율기능성 갑상선 결절	무통갑상선염(활동기)
갑상선자극호르몬 생산종양	갑상선호르몬 복용
갑상선호르몬 불응증(뇌하수체형)	이소성 갑상선종
인융모성선자극호르몬 생산종양	하시모토갑상선염의 일부
선천성 갑상선호르몬 합성장애	갑상선기능저하증
아급갑상선염(회복기)	
무통갑상선염(회복기)	

5. 측정치에 영향을 주는 요인

1) 식사 : 요오드 함유 식품.
2) 약제 : 메티마졸, 프로필티오우라실, 알코올, 루골 용액, 요오드칼리, 아미오다론, 요오드조영제

6. 참고사항

1) 갑상선은 혈중의 요오드를 능동적으로 흡수하고, 유기화하여 갑상선호르몬을 합성한다. 갑상선의 호르몬 합성기전에 이상이 있으며 섭취율에 이상이 생긴다.
2) 혈중 갑상선호르몬 과잉은 갑상선중독증으로 진단하며, 갑상선중독증은 그레이브스병의 동의어가 아니다. 갑상선에 축적된 호르몬이 다량으로 유출되는 파괴성 갑상선염(아급갑상선염 및 무통갑상선염 등)에도 혈중 갑상선호르몬이 과잉된다. 그레이브스병과 파괴성 갑상선염의 감별에 갑상선자극호르몬 수용체 항체가 측정되나, 현재 사용되는 갑상선자극호르몬 수용체 항체 측정키트는 치료 안 한 그레이브스병의 약 10%에서는 음성이다. 한편 아급갑상선염과 무통갑상선염의 회복기에도 일시적으로 양성이므로 그레이브스병과 파괴성 갑상선염을 완전히 감별하기 위해서는 방사성 요오드섭취율 측정이 필요하다.
3) 검사 전 갑상선에 요오드가 포화되어 있으면 방사성 요오드의 섭취가 안되기 때문에 검사 전에 해초류를 금지시킨다.

7. 보험규정

가. 방사성요오드섭취율

1) 코드; E7432

2) 2008년 상대가치 점수; 246.92

나. ^{99m}Tc 섭취율

1) 코드; E7431

2) 2008년 상대가치 점수; 247.39

참고 문헌

1) 임상갑상선학, 제2판, 조보연 p156
2) Harrison's Principles of Internal Medicine, 16th edition, p2109
3) Williams Textbook of Endocrinology, 10th edition, p362
4) Diagnostic Endocrinology, 2nd edtion, p199
5) 핵의학, 고창순, 제2판, p313

삼요오드티로닌 억제시험 (T3 suppression test)

1. 목적

1) 그레이브스병의 치료중지 시기 결정
2) 갑상선호르몬 생산종양의 진단

2. 방법

갑상선호르몬을 과잉 투여하여 뇌하수체의 갑상선자극호르몬 분비를 완전 억제시킨 상태에서 방사성요오드섭취율을 측정하며, 갑상선자극호르몬의 지배가 없는 상태에서 갑상선의 기능을 검사한다. 실제로 삼요오드티로닌 75 μg/일을 8일간 투여하며, 투여 전 후에 방사성 요오드 섭취율을 측정한다. 투여 전 후에 혈청 유리티록신 치를 측정하는 방법도 있다.

3. 정상 판정 기준

섭취율: 15% 이하 또는 기저치의 1/2 이하로 억제(유리티록신을 측정하면 역시 1/2로 저하된다.)

4. 이상치의 해석

섭취율의 억제가 불충분: 그레이브스병, 정상갑상선기능 그레이브스병, 플루머병.

5. 참고사항

1) 고감도 갑상선자극호르몬 측정과 갑상선자극호르몬 수용체 항체 검사가 보편화되어 현재 많이 이용되지 않고 있다.
2) 부작용과 금기 : 삼요오드티로닌 75 μg/일을 8일간 투여하여 인위적으로 갑상선기능항진증을 일으키므로 심계항진, 권태감을 호소하며 고령자, 관상동맥경화증 환자에서는 실시하지 않는다.

6. 보험규정

1) 코드; E7433
2) 2008년 상대가치 점수; 174.95

참고문헌

1) 임상갑상선학, 제2판, 조보연 p158

2) Harrison's Principles of Internal Medicine, 16th edition, p2109

3) Williams Textbook of Endocrinology, 10th edition, p362

4) Diagnostic Endocrinology, 2nd edtion, p200

5) 핵의학, 고창순, 제2판, p315

과염소산방출시험 (perchlorate discharge test)

1. 검사 목적

요오드 유기화 장애의 진단

2. 검사 원리

과염소산칼륨($KClO_4$)은 갑상선에 흡수되는 요오드를 저하시키므로, 갑상선의 방사성요오드 섭취율을 연속적으로 측정한다. 섭취율의 감소는 갑상선에서 유출되는 유기화가 안된 요오드이므로 갑상선 내 요오드의 유기화 장애를 알 수 있다.

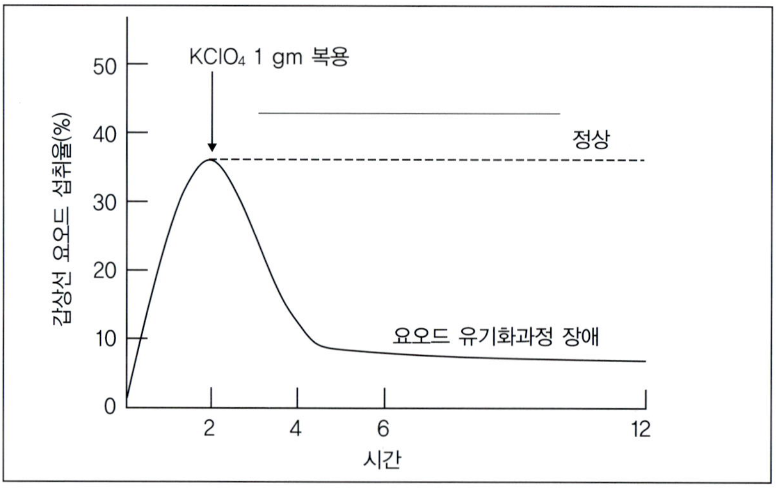

과염소산염방출시험 (설명은 본문 참조)

3. 검사 방법

공복상태에서 방사성 요오드($Na^{131}I$) 투여 후 2시간에 갑상선 섭취율을 측정하고, $KClO_4$ 1 g(또는 KSCN 2~3g)를 경구 투여하고 30분마다 갑상선 섭취율을 측정하여, 요오드 방출률을 계산한다

$$\frac{\text{투여전 수치} - \text{투여 후 수치}}{\text{투여전 수치}}$$

4. 정상 판정 기준

10~15% 이하의 감소

5. 이상치의 해석

20% 이상의 감소 : 요오드 유기화 장애, 선천성 갑상선호르몬 합성이상(Pendred 증후군), 하시모토갑상선염, 항갑상선제 투여중인 그레이브스병

6. 참고사항

정상 갑상선에서는 미량의 요오드를 수분 내에 유기화 한다.

7. 보험규정

1) 코드; E7435

2) 2008년 상대가치 점수; 252.41

참고 문헌

1) 임상갑상선학, 제2판, 조보연 p157

2) Harrison's Principles of Internal Medicine, 16th edition 2109

3) Williams Textbook of Endocrinology, 10th edition, p335

4) Diagnostic Endocrinology, 2nd edtion, p201

5) 핵의학, 고창순, 제2판, p315

갑상선 미세침흡인세포검사
(fine needle aspiration cytology of thyroid)

1. 검사 목적

갑상선 결절의 감별진단

2. 검사 방법

환자의 어깨 밑에 베개를 받치고 누여 머리가 뒤로 젖혀지고 목이 잘 나오게 한 후, 결절 부위를 알코올 솜으로 여러 번 소독한다. 결절 부위를 왼손의 검지와 장지로 고정하여 위치를 확인한 후 주사침을 귀 방향으로 결절에 밀어 넣는다. 한번 힘껏 흡인한 후 수초간 기다렸다가 흡인을 중단하고 주사기를 뽑는다. 주사기의 내용물을 슬라이드 글라스에 뿜어낸 후 다른 슬라이드를 이용하여 말초혈액 도말처럼 밀어 고르게 도말 한다. 도말된 슬라이드는 즉시 90% 알코올 용액에 넣는다. 슬라이드는 김자염색 또는 다른 염색을 실시하여 검경한다. 결절이 촉진되지 않으나 초음파 소견에서 미세침흡인세포검사가 필요한 경우 초음파 유도하에 검사를 시행할 수 있다.

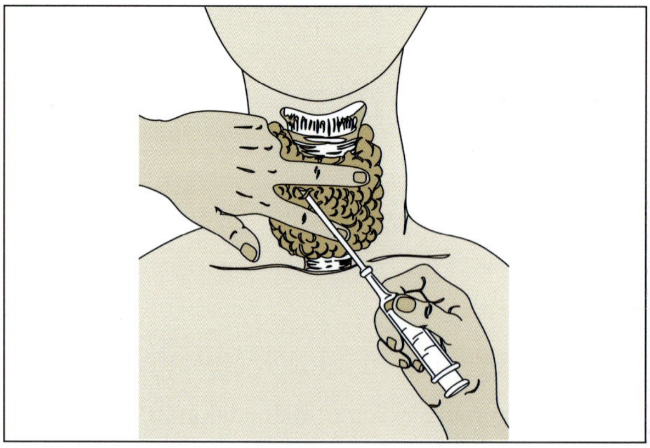

갑상선 미세침흡인세포검사 방법

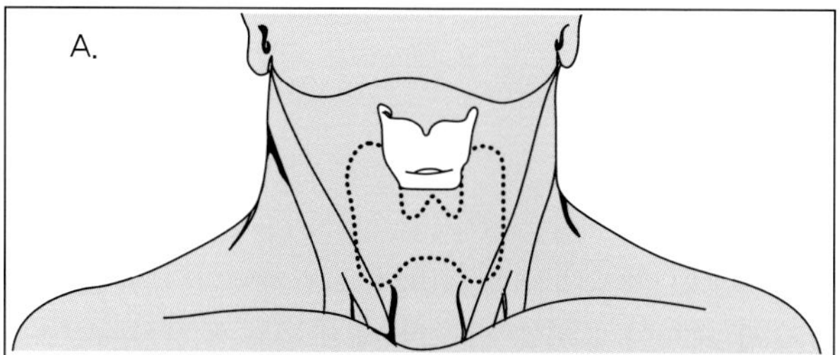

여자에서 갑상선의 위치

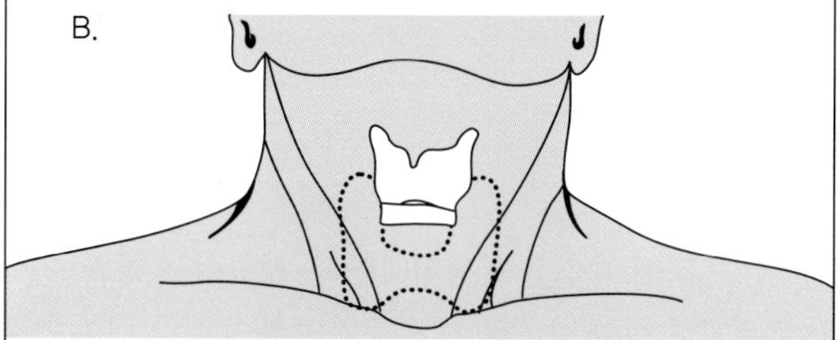

남자에서 갑상선의 위치

3. 판정기준

1) 한 슬라이드 당 10-15개의 여포로 구성된 세포 집단이 5-6개는 보여야 악성과 양성의 판정이 가능
2) 실제 임상에서 검체의 10-25% 는 부적절한 검체로 판명됨
3) 적절한 검체의 판독은 일반적으로 양성, 악성, 악성의심 혹은 중간형의 세가지로 구분됨
4) 중간형은 여포세포들이 밀집해 있고 콜로이드 성분이 보이지 않는 여포성종양(혹은 여포성증식으로 표현), 휘틀세포종양 등 세포검사만으로는 양성과 악성의 구별이 불가능한 경우임
5) 양성종양으로 판정하기에는 비전형적인 세포들이 나타나지만 유두암으로 진단하기에는 충분하지 않은 경우에도 중간형으로 분류됨
6) 갑상선결절의 분류

낭종성(cystic)
- 콜로이드 결절의 낭성 변화
- 혈액성 ; 양성 낭종내 출혈
- 장액성 ; 여포성 낭종(colloid cyst, 티록신 함량이 높다)
- 투명성 ; 부갑상선 낭종

고형성(solid)
- 만성 림프성 갑상선염
- 콜로이드 결절

├ 유두암
├ 여포선종, 여포암
├ 수질암
└ 미분화암

7) 유두암의 경우 특징적인 세포내 봉입체(inclusion body)의 관찰이 진단적이며, 림프구 세포의 침윤과 호산성 세포의 출현이 있으면 만성 림프성 갑상선염으로 진단할 수 있다. 정상으로 보이는 여포세포(follicular cell)가 다량 관찰되는 경우에 여포선종과 여포암의 구별은 쉽지 않다.

4. 참고사항

1) 흡인 검사를 시행하기 전에 갑상선 결절이 악성을 시사하는 병력, 가족력, 과거력이 있는지 충분히 조사하며, 종괴에 대한 자세한 진찰과 주위 림프절 비대와 같은 소견을 찾아 보아야 한다.
2) 흡인할 때 한곳에서 여러 번 흡인을 반복하면 말초 혈액이 흡인되어 갑상선 세포가 희석되어 도말표본의 판독이 어려워지므로 세포가 흡인되지 않을 경우에 결절내 다른 부위에서 다시 시행하는 것이 좋다.
3) 낭종액이 나올 때는 흡인된 양과 육안소견을 기록해 두고, 낭종액을 완전히 흡인한 후에도 종괴가 촉지되면 여기서 다시 흡인하여 도말표본을 만든다. 갑상선암의 일부에서도 낭종 형태를 보일 수 있으므로 낭종액만 검사하면 악성세포를 발견하지 못할 수 있다.
4) 물처럼 투명한 액체가 흡인되면 부갑상선 낭종일 가능성이 높으며, 이 경우에는 흡인액에서 부갑상선호르몬을 측정한다.

5. 보험규정

1) 코드; C8591

2) 2008년 상대가치 점수; 165.21

참고문헌

1) 임상갑상선학, 제2판, 조보연 p173
2) Harrison's Principles of Internal Medicine, 16th edition, p2126
3) Williams Textbook of Endocrinology, 10th edition, p466
4) Diagnostic Endocrinology, 2nd edtion, p211

칼시토닌 (calcitonin)

1. 목적

1) 갑상선 수질암의 진단
2) 갑상선 수질암 환자 가족의 선별검사
3) 갑상선 수질암의 경과 관찰

2. 참고치

1) 남 3-26 ng/L
2) 여 2-17 ng/L

3. 이상치의 해석

증가	저하
갑상선 수질암	갑상선 전적출술
이소성 칼시토닌 생산종양	
폐 소세포암, 췌장 소도 종양	
칼시노이드 증후군	
갈색세포종	
악성종양의 일부	
간암, 유암, 백혈병	
만성 신부전증	
잘링어-엘리슨 증후군(Zollinger-Ellison syndrome)	
임신, 수유기	

4. 검체의 채취와 취급

아침 공복에 채혈
혈청

5. 측정치에 영향을 주는 요인

1) 식사 : 식후에 증가한다.
2) 연령, 성별 : 나이가 들수록 저하하는 경향이 있다. 남성에서 높다.

3) 용혈이 되면 증가한다.

6. 참고사항

1) 칼시토닌은 갑상선 C세포에서 분비하는 호르몬으로 칼슘의 조절에 관여하는 것으로 알려져 있다. 갑상선 C세포에서 기원한 갑상선 수질암에서 현저히 증가되어 수질암의 종양 표지자로 진단 및 경과 관찰에 매우 유효하다.
2) 갑상선 수질암의 가족에서 증가하여 조기에 발견에 이용되며, 환자의 가족 전원은 정기적인 검사가 필요하다. 기저치는 정상이어도 칼슘 또는 가스트린의 자극으로 300 pg/mL 이상으로 증가하면 잠재성의 갑상선 수질암을 발견한다.
3) 가족성 갑상선 수질암 검사의 선별검사
   ① 칼슘 부하검사 : 칼슘 글루코네이트 용액을(체중 당 15 mg의 칼슘) 생리식염수에 용해하여 4시간동안 정맥주사하며, 투여 전과 투여 후 15, 30, 60분에 칼시토닌을 측정한다.
   ② 펜타가스트린 자극검사 : 펜타가스트린 체중당 0.5 μg/kg를 5초 이내에 정맥주사한 후 1, 2, 3, 5, 10분에 혈청 칼시토닌을 측정한다.
4) 일반적으로 칼시토닌의 방사면역 측정법으로 측정되는 칼시토닌은 32개의 아미노산으로 된 생리활성 물질이나 그 이외에 전구체 및 분해 산물 일부가 측정된다.
5) 현재 사용되고 있는 검사 키트로 정상인에서 측정 감도 이하인 경우가 있어 혈중에 저하된 경우의 생리적 의의는 불명이다.

7. 보험규정

1) 코드

진단검사의학적 방법; C3560

핵의학적방법; C7356

2) 2008년 상대가치 점수

진단검사의학적 방법; 201.37

핵의학적방법; 208.43

참고문헌

1) 임상갑상선학, 제2판, 조보연 p597
2) Harrison's Principles of Internal Medicine, 16th edition, p2251

3) Williams Textbook of Endocrinology, 10th edition, p1315
4) Diagnostic Endocrinology, 2nd edtion, p201

기초대사율 (basal metabolism rate, BMR)

1. 검사목적

실제로 잘 이용되고 있는 방법은 아니지만 갑상선호르몬에 의한 에너지소비 및 열 발생의 증가를 간접적으로 반영함.

2. 검사방법

1) 금식 및 안정 상태에서 간접열량계로 산소소비량을 구하면 체표면적당 단위 시간당 열 발생을 구할 수 있으며, 이는 갑상선의 상태를 간접적으로 반영함.
2) 이러한 상태에서 1 L의 산소소비는 4.83 kcal에 해당됨.

3. 참고치

1) 안정 상태에서 체내에서 소비되는 산소의 40%는 갑상선호르몬에 의하여 조절됨.
2) 산소소비의 25%는 내부장기 즉, 간, 신장, 심장 등의 에너지소비에 의하여 이루어지며, 10%는 뇌, 10%는 호흡기활동, 그리고 나머지는 근육에서의 에너지소비로 이루어짐.
3) 기초대사율은 남자에서 여자보다 더 높음.
4) -15%에서 +5%가 정상범위이며 심한 갑상선기능저하증에서는 -40%정도까지 낮아질 수 있고 갑상선항진증에서는 +25%에서 +50%정도까지 증가될 수 있음.

4. 보험규정

1) 코드; F6900
2) 2008년 상대가치 점수; 82.79

참고문헌

1) 임상갑상선학, 제2판, 조보연 p161

2) Harrison's Principles of Internal Medicine, 16th edition, p2251

3) Williams Textbook of Endocrinology, 10th Edition, p 359

RET 돌연변이 검사 (RET mutation analysis)

1. 목적

다발내분비종양(multiple endocrine neoplasia, MEN) 2A, 2B 및 가족성갑상선수질암(familial medullary thyroid cancer, FMTC)등의 내분비 종양 유발 유전자 중 하나인 RET 유전자의 돌연변이를 확인

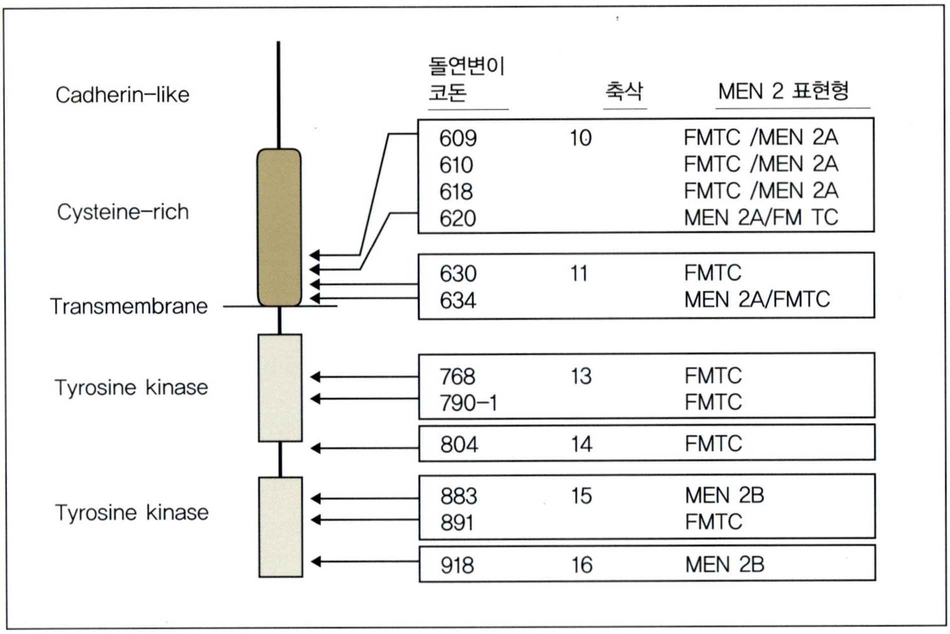

제2형 다발내분비종양에서 RET 종양유전자의 배선돌연변이 코돈

2. 검체의 채취와 취급

1) 전혈, 채취 후 1일 이상 경과된 검체는 부적합함
2) 유전자 검사 동의서가 필요함

3. 참고사항

1) 가족성갑상선수질암과 다발내분비종양 2A 환자의 가족에서 조사한 바에 의하면 배선돌연변이는 RET 단백의 세포외영역 중 세포막에 인접한 4개의 시스테인과 세포막영역 내 1개의 시스테인에 국한된다. 축삭 10번의 609, 611, 618, 620번 코돈과 축삭 11번의 634번 코돈 중 하나의 점돌연변이가 다발내분비종양 2A 환자의 98%, 가족성갑상선수질암 환자의 85%에서 관찰된다.
2) 다발내분비종양 2B 환자의 95%에서 축삭 16번의 918번의 코돈 배선돌연변이가 보고되고 있다. 최근에는 다발내분비종양 2B 가족에서 833번 코돈의 돌연변이도 보고되었다.
3) 현재 RET 배선돌연변이가 있는 경우 갑상선전절제술을 받아야 한다는 데에는 일반적인 동의가 이루어져 있다. 다만 특정 코돈의 배선돌연변이와 임상양상과의 관계가 밝혀지면서 돌연변이의 종류에 따라서 어느 시기에 조기 갑상선절제술을 시행하여야 하는가에 대해서는 연구가 필요하다.
4) 위험율 예측
   ① 최상위 위험군 : 다발내분비종양 2B와 883, 918, 922번 코돈의 배선돌연변이
   가능하면 생후 6개월 이내에 갑상선절제술을 시행하고 필요시 레벨 2에서 5까지의 림프절 제거
   ② 고 위험군 : 609, 611, 618, 620, 634번 코돈
   5세 이전에 갑상선전절제술
   ③ 중간 위험군 : 768, 790, 791, 804, 891번 코돈
   5-10세에 갑상선전절제술 또는 주기적인 자극 후 칼시토닌 측정검사

4. 보험규정

1) 코드; CY571

2) 2008년 상대가치 점수; 2687.28

참고문헌

1) 임상갑상선학, 제2판, 조보연 p593

2) Harrison's Principles of Internal Medicine, 16th edition, p2234

3) Williams Textbook of Endocrinology, 10th edition, p1739

Chapter 04

부신 피질 기능검사

가. 당질코르티코이드 검사

혈청 코르티솔 (Cortisol)

1. 목적

부신피질기능의 기본적 평가

2. 참고치[1)]

1) 공복, 오전 8시 - 정오 : 5～25 μg/dL(138～690 nmol/L)
2) 정오 - 오후 8시 : 5～15 μg/dL(138～414 nmol/L)
3) 오후 8시 - 오전 8시 : 0～10 μg/dL(0-276 nmol/L)

3. 검체의 채취와 취급

혈청(또는 혈장) 분리 후 동결보존

4. 측정치에 영향을 주는 요인

1) **일중 변동** : 아침에 가장 높고 저녁에 가장 낮음, 쿠싱증후군이나 스트레스시 소실
2) **임신** : 코르티솔 결합단백의 증가에 의해 약간 높은 치를 보임
3) **약제** : 프레드니솔론 투여 중 방사면역검사법으로 증가치를 보이고, 다른 약제에는 저하를 나타냄

5. 참고사항

1) 혈중 코르티솔은 일중 변동이 있으며, 스트레스 등 외부영향을 강하게 받으므로, 1회 채혈 결과로 부신피질 상태를 판정하기 어려운 경우가 많아 기저 코르티솔치는 부신피질기능의 선별검사가 될 수 없음.
2) 반감기는 약 100분, 1일 약 15-30 mg(40-80 μmol)이 분비된다. 혈장의 코르티솔은 90% 이상이 혈장 단백질과 결합되어 있으며 주로 코르티솔 결합단백(cortisol binding globulin, CBG)과 80% 정도가 결합되어있고 일부 알부민과 결합되어 있음.
3) 스트레스가 없는 상황에서 기저 코스티솔이 15 μg/dL(400 nmol/L) 이상이면 시상하부-뇌하수체-부신축은 대개 정상이라고 판단됨[2].
4) 자정 코르티솔(midnight cortisol) : 쿠싱증후군이 의심될 때 자정 코르티솔이 7.5 μg/dL(210 nmol/L) 이상인 경우 쿠싱증후군을 예측하는 정도가 저용량 덱사메타손 억제검사와 비슷하였음[3].
5) 스트레스(손상, 수술, 패혈증, 쇼크 등) 상태에서 코르티솔치가 4-6배 증가하고 일중 변동도 소실됨. 평상시에는 부신기능부전의 상태가 아니더라도 심각한 질환을 가진 경우 코르티솔 분비가 충분히 증가하지 않는 상대적 부신기능부전의 상태가 있을 수 있는데, 비록 상대적 부신기능부전을 진단하는 방법은 불확실하나 심각한 질환이 발생한 환자에서 무작위 혈중 코르티솔 수치가 〈 15 μg/dL인 경우 당질코르티코이드의 보충이 환자의 예후를 개선시킬 수 있다고 함. 반대로 〉 34 μg/dL인 경우 상대적 부신기능부전은 없다고 할 수 있음. 무작위 코르티솔 수치가 15-34 μg/dL인 경우 부신피질자극호르몬 자극검사에서 코르티솔이 기저치보다 9 μg/dL이상 상승하지 않는다면 당질코르티코이드 보충이 필요함[4].
6) 급성 부신기능부전에서 히드로코르티솔 주입치료시 혈중 코르티솔을 30 μg/dL 이상 유지하도록 투여해야함[5].
7) 스테로이드 제제를 투여중 아침 약제 투여전 혈중 코르티솔이 5 μg/dL 이하이면 뇌하수체-부신 축의 억제 상태가 지속됨을 의미하므로 스테로이드 제제의 용량을 줄이는데 있어 부신호르몬 결핍의 증상을 주의해야 함[6].
8) 만성 신부전증에서는 코르티솔 대사율이 저하되어 혈중 코르티솔은 높고 소변 유리 코르티솔은 저하됨.

6. 보험규정

가. 일반

1) 코드; C3243

2) 2008년 상대가치 점수; 86.02

나. 정밀

1) 코드

진단검사의학적 방법; C3248

핵의학적방법; C7322

2) 2008년 상대가치 점수

진단검사의학적 방법; 156.36

핵의학적방법; 159.09

참고문헌

1) Harrison's Principles of Internal Medicine, 16th edition, A-6

2) Williams Textbook of Endocrinology, 10th edition, p 529

3) Harrison's Principles of Internal Medicine, 16th edition, p 2137

4) Harrison's Principles of Internal Medicine, 16th edition, p 2144

5) Harrison's Principles of Internal Medicine, 16th edition, p 2144

6) Harrison's Principles of Internal Medicine, 16th edition, p 2148

소변 유리 코르티솔 (free Cortisol)

1. 목적

1) 당질코르티코이드 분비량 측정.
2) 쿠싱증후군의 선별검사.

2. 참고치[1)]

20-70 μg/24h (55-193 nmol/24h)

3. 검체의 채취와 취급

24시간 소변을 정확히 채취하며 냉암소에 보관함.

4. 측정치에 영향을 주는 요인

투여 약제의 영향이 없는 점이 17-히드록시코르티코스테로이드와 다름.

5. 참고사항

1) 혈중 코르티솔은 일중 변동이 있고, 약 90%가 코르티솔 결합단백(CBG)과 결합되어 있으나, 소변중의 유리 코르티솔은 혈중 유리형 코르티솔 농도를 반영함. 신장 기능이 저하된 경우에도 크레아티닌 청소율이 30 mL/분 까지는 영향을 받지 않아 진단적 가치가 높음.
2) 소변 채취의 정확성을 평가하기 위해 2-3 회 연속 검사를 실시하고(부신 선종의 경우 코르티솔의 일간 변동이 있을 수 있음) 소변 크레아티닌 배설량을 함께 측정(일간변동이 10% 이내이어야 함)[2)]. 다른 방법으로 소변 크레아티닌의 총량이 1.0-1.6 g/24hr(남자; 23 mg/kg, 여자; 18 mg/kg)임을 확인[3)].
3) 일반적으로 방사면역검사법으로 측정하나 외부에서 투여하는 당질코르티코이드와 교차반응을 할 우려가 있음. 이럴 경우 크로마토그래피법(liquid chromatography)으로 측정하면 교차반응을 피할 수 있음. 카바마제핀이나 디곡신을 투여하는 경우 크로마토그래피법에서 코르티솔과 함께 측정되어 실제보다 수치가 상승할 수 있음[4)].
4) 쿠싱증후군이 의심될 때 > 50 μg/24h인 경우 쿠싱증후군의 가능성이 있으므로 확진 검사를 추가로 시행해야 함[5)]. 쿠싱증후군의 8-15%에서 정상 수치를 보일 수 있음[2)].

5) 측정 한계가 정상의 하한내에 있어 부신기능부전 진단에는 가치가 없음[6].

6. 보험규정

가. 일반

1) 코드; C3244

2) 2008년 상대가치 점수; 85.85

나. 정밀

1) 코드

진단검사의학적 방법; C3249

핵의학적방법; C7323

2) 2008년 상대가치 점수

진단검사의학적 방법; 155.84

핵의학적방법; 155.85

참고문헌

1) Harrison's Principles of Internal Medicine, 16th edition, A-6

2) Williams Textbook of Endocrinology, 10th edition, p 516

3) Harrison's Principles of Internal Medicine, 16th edition, A-11, p 415

4) DeGroot's Endocrinology, 5th edition, p 437-438

5) Harrison's Principles of Internal Medicine, 16th edition, p 2135

6) DeGroot's Endocrinology, 5th edition, p 2347

소변 17-히드록시코르티코스테로이드 (17-OHCS)

1. 목적

당질코르티코이드 분비량 측정.

2. 원리

17-, 21-dihydroxyacetone 구조의 스테로이드는 phenylhydrazine과 발색반응을 일으키며 이를 비색계로 측정한다(Porter-Silber반응).

3. 참고치[1]

2-10 mg/24h(5.4-27.6 μmol/24h)

4. 검체의 채취와 취급

붕산을 첨가하여 24시간 소변 수집.

5. 측정치에 영향을 주는 요인

1) **증가** : 20~35세에 최고치, 측정일에 따라 10~20% 변동된다. 스피로노락톤, 퓨로세미드, 페니토인, 콜키신, 카르바마제핀, 크로로디아제팜 등에 의해 증가.
2) **저하** : 페노바르비탈, 몰핀, 덱사메타손 등에 의해 저하.

6. 참고사항

1) 부신에서 생산되는 당질코르티코이드와 안드로겐의 소변 대사물질의 하나로 상당부분이 코르티솔 대사물을 반영하지 않으며 측정시 많은 약제와 물질에 의해 영향을 받을 수 있음. 17-히드록시코르티코스테로이드는 간과 신장질환에 영향을 받고 비만한 경우 증가하는 경향이 있음.
2) 이러한 여러 가지 이유로 당질코르티코이드 분비량을 측정하는데 적절하지 않으며 유리코르티솔 측정으로 대신되고 있음[2].

7. 보험규정

1) 코드

일반; C3241

정밀; C3246

2) 2008년 상대가치 점수

일반; 86.36

정밀; 156.44

참고문헌

1) Williams Textbook of Endocrinology, 10th edition, Reference Values

2) DeGroot's Endocrinology, 5th edition, p 437

소변 17-케토스테로이드 (17-KS)

1. 목적

남성에서 부신 및 고환에서 분비되는 안드로겐의 지표.

2. 원리

17-keto 구조의 안드로겐과의 발색반응을 검출(Zimmerman 반응).

3. 참고치[1)]

3-12 mg/24h(10-42 μmol/24h)

4. 검체의 채취와 취급

붕산을 첨가한 소변 수집 용기에 24시간 소변을 채취.

5. 측정치에 영향을 주는 요인

1) **증가되는 경우** : 20~30세에 최고치, 스피로노락톤, 에리스로마이신, 페니실린 G 투여에서 증가.

2) **저하되는 경우** : 디곡신, 디페닐히단토인 등에서 저하.

6. 참고사항

1) 요중 17-케토스테로이드는 안드로겐의 지표로 성인 남자에서 2/3는 부신, 1/3은 고환에서 기원하는 안드로겐을 반영. 성인 여자에서는 대부분 부신에서 기원하는 안드로겐을 반영.
2) 부신에서 생산되는 당질코르티코이드와 안드로겐의 소변 대사물질의 하나로 상당부분이 코르티솔 대사물을 반영하지 않으며 측정시 많은 약제와 물질에 의해 영향을 받을 수 있음. 17-케토스테로이드는 당질코르티코이드와 안드로겐 생산량을 모두 반영하므로 당질코르티코이드 분비량을 측정하는데 적절하지 않음[2].
3) 악성 부신선종은 소변 17-케토스테로이드와 디히드로에피안드로스테론황산염의 증가가 매우 현저함[3].
4) 이상치를 보이는 경우에 혈중 디히드로에피안드로스테론이나 디히드로에피안드로스테론황산염치를 측정하면 부신 피질에서 기원한 안드로스텐디엔 분비 저하 유무를 확인할 수 있음. 남성에서는 테스토스테론을 측정하며 필요에 따라 덱사메타손 억제시험을 시행함.

7. 보험규정

가. 일반

1) **코드;** C3242

2) **2008년 상대가치 점수;** 85.65

나. 정밀

1) **코드;** C3247

2) **2008년 상대가치 점수;** 156.97

다. 고성능 액체크로마토그라피법, 가스크로마토그라피법

1) 코드; CX229

2) 2008년 상대가치 점수; 281.94

참고문헌

1) Harrison's Principles of Internal Medicine, 16th edition, A-7

2) DeGroot's Endocrinology, 5th edition, p 437

3) Harrison's Principles of Internal Medicine, 16th edition, p 2136

디히드로에피안드로스테론 (DHEA), 디히드로에피안드로스테론황산염 (DHEA sulfate), 안드로스텐디온

1. 목적

1) 부신피질 기능의 기본적 평가.

2) 쿠싱증후군의 보조진단.

2. 원리

혈청의 방사면역 측정법.

3. 참고치[1)]

1) 디히드로에피안드로스테론

남성 : 180-1250 ng/dL(6.24-41.6 nmol/L)

여성 : 130-980 ng/dL(4.5-34.0 nmol/L)

2) 디히드로에피안드로스테론황산염

남성 10-619 ㎍/dL(100-6190 ㎍/L)

폐경전 여성 : 12-535 ㎍/dL(120-5350 ㎍/L)

폐경후 여성 : 30-260 ㎍/dL(300-2600 ㎍/L)

3) 안드로스텐디온 : 50-250 ng/dL(1.75-8.73 nmol/L)

4. 검체의 채취와 취급

혈청, 혈장 모두 가능, 4℃에 보관하여 수일간 안정

5. 측정치에 영향을 주는 요인

1) 증가되는 경우 : 출생 직후, 20세 전후, 디히드로에피안드로스테론는 아침에 높고 밤에 낮음.

2) 저하되는 경우 : 60세 이후.

6. 참고사항

1) 디히드로에피안드로스테론, 디히드로에피안드로스테론황산염, 안드로스텐디온은 부신성 남성 호르몬으로 디히드로에피안드로스테론과 안드로스텐디온은 부신피질자극호르몬 자극을 받아 코르티솔과 비슷한 일중 변동을 보임. 그러나 디히드로에피안드로스테론황산염은 반감기가 길어 일중 변동을 보이지 않음[2].

2) 악성 부신선종은 소변 17-케토스테로이드와 디히드로에피안드로스테론황산염의 증가가 매우 현저함[3].

3) 성선자극호르몬 단순 결핍증에서 디히드로에피안드로스테론황산염은 정상범위이나, 사춘기 지연에서는 저하를 보이는 경우가 많음.

7. 보험규정 (디히드로에피안드로스테론황산염)

1) 코드

진단검사의학적 방법; C3640

핵의학적방법; C7364

2) 2008년 상대가치 점수

진단검사의학적 방법; 240.72

핵의학적방법; 218.26

3) 디히드로에피안드로스테론과 안드로스텐디온은 비급여항목

참고문헌

1) Harrison's Principles of Internal Medicine, 16th edition, A-6
2) Williams Textbook of Endocrinology, 10th edition, p 499
3) Harrison's Principles of Internal Medicine, 16th edition, p 2136

17α -히드록시프로게스테론 (17-OH Progesterone)

1. 목적

21-수산화효소(P450C21) 결핍에 의한 선천성 부신피질과형성의 선별 검사

2. 원리

선천성 부신피질과형성의 약 90%는 21-수산화효소 결핍형이며 효소작용 전단계 물질인 17 α - 히드록시프로게스테론의 생산이 현저하게 증가하므로 혈중 농도 측정으로 선별진단이 가능함. 또한 코르티솔 보충요법 후 혈중 수치가 저하되어 치료효과의 평가에도 이용됨.

3. 방법

1) 아침 공복시 채혈하여 방사면역 측정법으로 분석.
2) 오전 8~9시에 채혈하여 검사하며, 혈장과 혈청에서 모두 가능.

4. 참고치[1)]

남성 : 5-250 ng/dL(0.15 nmol/L)
여포기 여성 : 20-100 ng/dL(0.6-3.0 nmol/L)
배란기 : 100-250 ng/dL(3-7.5 nmol/L)
황체기 여성 : 100-500 ng/dL(3-15 nmol/L)
폐경기 여성 : ≤ 70 ng/dL(≤ 2.1 nmol/L)

5. 검사치에 영향을 주는 요인

17α-히드록시프로게스테론은 부신 이외에 난소와 고환에서 생산됨. 여성에서 배란기, 황체기에는 난포기보다 높은 혈청치를 나타냄. 임신중에는 태반에서 프로게스테론의 분비 증가에 의해 혈중치가 상승됨. 일중 변동이 있어 아침에 높고 밤에 낮음.

6. 이상치를 나타내는 질환

1) 선천부신과증식(congenital adrenal hyperplasia)의 21-수산화효소 결핍증과 11β-수산화효소 결핍증에서 혈중치가 증가함.
2) 혈청치가 증가된 경우에 혈장 부신피질자극호르몬, 코르티솔, 요중 17-히드록시코르티코스테로이드 측정이 필요함. 부분적인 효소 결핍증에서는 신속 부신피질자극호르몬 자극시험을 시행하여 17α-히드록시프로게스테론의 과잉 증가반응을 볼 수 있음.

7. 참고사항

1) 21-수산화효소 환자에서 부신피질호르몬제가 충분히 보충되면 17α-히드록시프로게스테론의 혈중 농도는 200 ng/dL 이하가 됨.
2) 혈중 호르몬 농도 측정뿐 아니라 유전자 진단이 가능하며 산전진단도 시행되고 있음.

8. 보험규정

1) 코드

진단검사의학적 방법; C3470

핵의학적방법; C7347

2) 2008년 상대가치 점수

진단검사의학적 방법; 160.09

핵의학적방법; 156.95

참고문헌

1) Harrison's Principles of Internal Medicine, 16th edition, A-7

부신피질자극호르몬에 의한 급속 부신피질 자극검사

1. 목적

1) 부신기능부전의 진단
2) 스테로이드 투여 중지후 시상하부-뇌하수체-부신축의 회복 여부 판정.

2. 원리

부신피질자극호르몬 자극에 의한 부신의 코르티솔 분비 반응을 관찰.

3. 방법

1) 고용량 급속 부신피질 자극검사(High dose rapid ACTH Stimulation test)
   기저 코르티솔을 위한 채혈.
   합성 부신피질자극호르몬(Synacthen, tetracosactrin acetate β1-24 corticotropin) 250 μg을 근육주사 혹은 5-10 ml의 생리식염수에 섞어 정주.
   30 분, 60 분에 코르티솔을 위한 채혈.
2) 저용량 급속 부신피질 자극검사(Low dose rapid ACTH Stimulation test)
   기저 코르티솔을 위한 채혈
   합성 부신피질자극호르몬(Synacthen, tetracosactrin acetate β1-24 corticotropin) 1 μg을 정주(1 앰플 250 μg에서 1 μg을 추출하여 사용하여야 하므로 정확한 용량을 추출하는데 주의가 필요) 추출방법; ① Synacthen 1 앰플을 50 mL의 생리식염수에 희석하고 그 중 0.2 mL를 취하여 4.8 mL의 생리식염수에 섞어 준비, 혹은 ② Synacthen 1 앰플을 500 mL의 생리식염수에 섞어 그 중 2 mL를 취하여 준비)
   30분, 60분에 코르티솔을 위한 채혈
3) 일차부신기능부전과 이차부신기능부전을 감별하기 위해 기저 부신피질자극호르몬 측정과 기저, 30분, 그리고 60분 알도스테론을 측정할 수 있음(최근에는 부신피질자극호르몬 측정만으로 충분히 감별이 가능하여 알도스테론은 측정하지 않는 추세임).

부신피질자극호르몬에 의한 급속 부신피질 자극검사 결과 보고

성　　명		차트번호		성별 / 나이	/
병　　동		검 사 일	년　　월　　일		

검사결과

	Basal	30min	60min
cortisol (μg/dL)			
ACTH (pg/mL)			
aldosterone (ng/dL)			

판　　정

정상	
일차부신기능부전	
이차부신기능부전	

판 정 의	내분비대사내과　　　　(인)

판 정 일	년　　월　　일

검사명	부신피질자극호르몬에 의한 급속 부신피질 자극검사				
시간		Basal	0min	30min	60min
투여약제	Synacthen 250 or 1 μg		+		
검체	혈청코르티솔	+		+	+
	알도스테론	+		+	+
	부신피질자극호르몬	+			

4. 판정 기준

1) 자극된 코르티솔이 18 μg/dL(500 nmol/L)보다 높고 기저치보다 7 μg/dL(200 nmol/L) 이상 상승하면 정상 반응, 그렇지 못하면 부신기능부전[1](최근에 증가폭은 의미를 두지 않는 경향임).
2) 이차부신기능부전에서는 부신피질자극호르몬이 감소하며 자극된 알도스테론이 기저치보다 5 ng/dL(160 pmol/L) 이상 상승하나, 일차부신기능부전에서는 부신피질자극호르몬이 증가하며 알도스테론의 증가가 없음[2].

5. 참고사항

1) 급속 부신피질 자극 검사는 부신기능부전을 진단하는 기본 검사로 임상적으로 부신기능부전이 의심될 경우 즉시 시행.
2) 부신피질자극호르몬 자극후 코르티솔의 측정은 30분에 1회로 충분하다는 주장도 있음[3].
3) 자극된 코르티솔치의 정상 기준으로 18 μg/dL, 19 μg/dL, 20 μg/dL 등 다양하게 제시되고 있으나 ROC 곡선이나 통계방법을 사용한 연구에서 18 μg/dL를 기준으로 결정하였음[3-5].
4) 저용량 검사가 고용량 검사에 비해 예민도가 높다고 알려져 있으나 어떤 검사가 더 우수한지에 대해서는 아직 명확하게 밝혀져 있지 않음. 저용량 검사의 경우 부신피질자극호르몬 작용이 빨리 나타나 코르티솔 상승이 조기에 출현하므로 자극후 20, 30 분에 코르티솔 측정이 검사의 예민도를 높일 수 있다고 함[5].
5) 임상적으로 스테로이드 호르몬 투여가 시급한 경우에는 덱사메타손을 투여하고 이 검사를 시행함.
6) 스트레스(손상, 수술, 패혈증, 쇼크 등) 상태에서 자극검사결과 기저 코르티솔치가 15-34 μg/dL인 경우 자극된 코르티솔치가 기저치보다 9 μg/dL 이상 상승하지 않을 경우 당질코르티코이드 투여가 환자의 임상경과를 호전시킬 수 있음[6].

7) 쿠싱병에서는 부신피질자극호르몬 기저치가 높고, 부신피질자극호르몬 시험에 과잉반응을 보임.

8) 21-수산화효소 결핍에 의한 부신피질증식증의 진단에는 부신피질자극호르몬 투여후 17-히드록시프로게스테론을 측정함.

6. 보험규정

1) 코드; F6954

2) 2008년 상대가치 점수; 56.29

3) 혈청 코르티솔을 3회 측정시 산정한다.

참고문헌

1) Harrison's Principles of Internal Medicine, 16th edition, p 2133

2) Harrison's Principles of Internal Medicine, 16th edition, p 2142

3) Williams Textbook of Endocrinology, 10th edition, p 530

4) DeGroot's Endocrinology, 5th edition, p 2348

5) 김용성. 부신피질기능저하증에서 저용량과 고용량 부신피질자극호르몬 자극검사. 대한내분비학회지, 19:19-23, 2004

6) Harrison's Principles of Internal Medicine, 16th edition, p 2144

부신피질자극호르몬에 의한 지속성 부신피질 자극검사

1. 목적

급속 부신피질자극호르몬 검사에서 부신기능저하증이 의심되는 경우에 원발성(일차부신부전)과 속발성(시상하부, 뇌하수체성, 이차부신부전)의 감별. 그러나 기저 부신피질자극호르몬 측정과 같은 검사로 감별이 가능하기 때문에 최근에는 거의 이용되지 않음.

2. 원리

급속 부신피질자극호르몬 시험과 원리는 같으며 지속적인 자극에 의해 속발성 부신기능저하증에서는 부신의 반응을 볼 수 있으나 일차부신부전에서는 반응이 없음.

3. 방법

부신피질자극호르몬(Corticosyn/Synacthen) 1 mg을 근육주사하거나 24-48 시간동안 정맥주입하면서 혈청 코르티솔을 반복 측정[1,2].

검사명	부신피질자극호르몬에 의한 지속성 부신피질 자극검사					
시간		Basal	0hr	4hr	24hr	48hr
투여약제	Synacthen 1mg IM or		+			
	Synacthen 1mg infusion		———	———	———	
검체	혈청코르티솔	+		+	+	+

4. 판정 기준[1,2]

1) **정상반응** : 4시간경에 혈청 코르티솔이 36 μg/dL(1000 nmol/L) 이상 상승하고 이후에는 더 이상 상승 없음.
2) **이차부신부전** : 혈청 코르티솔이 지연된 반응을 보여 4시간경보다 24-48시간후에 더 상승하는 양상을 보이며 20 μg/dL(550 nmol/L) 이상 상승.
3) **일차부신부전** : 거의 반응이 없음.

5. 보험규정

1) 코드

혈청 코르티솔 측정; F6953

소변 17-히드록시코르티코스테로이드, 크레아티닌 측정; F6952

2) 2008년 상대가치 점수

혈청 코르티솔 측정; 86.26

소변 17-히드록시코르티코스테로이드, 크레아티닌 측정; 87.80

3) 주의사항

혈청 코르티솔을 4회 측정시 산정한다.

24시간 소변 17-히드록시코르티코스테로이드 및 크레아티닌을 4회 측정시 산정한다.

부신피질자극호르몬에 의한 지속성 부신피질 자극검사 결과 보고					
성　　명		차트번호		성별 / 나이	/
병　　동		검 사 일	년	월	일

검사결과

	Basal	4hr	24hr	48hr
cortisol (µg/dL)				

판　　정

정상	
일차부신기능부전	
이차부신기능부전	

판 정 의	내분비대사내과 (인)

판 정 일	년 월 일

참고문헌

1) Williams Textbook of Endocrinology, 10th edition, p 530

2) DeGroot's Endocrinology, 5th edition, p 2348

21-수산화효소 결핍증을 진단하기 위한 부신피질자극호르몬 자극검사

1. 목적

21-수산화효소 결핍증의 고전형, 비고전형, 이형접합(heterozygote)과 정상인을 감별.

2. 원리

21-수산화효소의 결핍시 전단계 물질인 17-히드록시프로게스테론(17-Hydroxyprogesterone) 기저치가 상승하고 부신피질자극호르몬 자극시 그 상승이 더욱 심해짐.

3. 방법[1)]

Synacthen 250 ㎍ 정주전, 정주후 60분에 17-히드록시프로게스테론을 측정.

4. 판정 기준[1)]

1) **고전형 및 비고전형 21-수산화효소 결핍증** : 자극후 17-히드록시프로게스테론이 11 ㎍/dL(35 nmol/L) 이상 상승.
2) **이형접합** : 자극후 17-히드록시프로게스테론이 3-9 ㎍/dL(10-30 nmol/L).

5. 참고사항

1) 21-수산화효소 결핍증의 전형적인 형태는 신생아기에 발생하며 알도스테론, 코르티솔이 감소하고 17-히드록시프로게스테론이 상승하며 남성화, 성장장애, 염분소실 등을 보임. 비전형적 형태중 후기발병(late-onset) 21-수산화효소 결핍은 다낭난소증후군중 일부에서 동

21-수산화효소 결핍증을 진단하기 위한 부신피질자극호르몬 자극검사 결과 보고					
성　명		차트번호		성별 / 나이	/
병　동		검 사 일	년　월　일		
검사결과					
판　정					
판 정 의	내분비대사내과　(인)				
				판 정 일	년　월　일

검사결과:

	Basal	60min
17-히드록시프로게스테론 (㎍/dL)		

판정:

정상	
21-수산화효소결핍증	
이형접합	

반되며 약간의 남성화, 일차 혹은 이차무월경, 불임, 자극후 17-히드록시프로게스테론의 상승을 보이나 알도스테론, 코르티솔은 정상 수치를 보이고 정상 성장을 보임[2].

3) 난포기의 여성에서 기저의 17-히드록시프로게스테론이 1.5 μg/dL(5 nmol/L) 미만이면 자극검사 없이도 후기발병 21-수산화효소 결핍증을 배제할 수 있음[2].

6. 보험규정

1) 코드; F6955

2) 2008년 상대가치 점수; 105.84

4) 24시간 소변 17-히드록시프로게스테론을 2회 측정시 산정한다.

참고문헌

1) Williams Textbook of Endocrinology, 10th edition, p 534

2) Williams Textbook of Endocrinology, 10th edition, p 533-534

하룻밤 덱사메타손 억제검사

1. 목적

쿠싱증후군의 선별 검사.

2. 원리

덱사메타손의 되먹이기 기전에 의한 부신피질자극호르몬의 생산 및 분비 억제가 정상인지를 관찰.

하룻밤 덱사메타손 억제검사 결과 보고

성　　명		차트번호		성별 / 나이	/
병　　동		검 사 일	년　　월　　일		

검사결과

	8-9AM
cortisol (μg/dL)	

판　　정

정상	
쿠싱증후군	

판 정 의	내분비대사내과　　　　(인)
판 정 일	년　　월　　일

3. 방법[1]

자정에 덱사메타손 1 mg을 경구 투여하고 숙면하게 함. 다음날 아침 8-9시 사이에 채혈하여 혈청 코르티솔을 측정.

검사명	하룻밤 덱사메타손 억제검사		
시간		MN	8-9AM
투여약제	덱사메타손 1mg	+	
검체	코르티솔		+

4. 판정

정상인은 억제후 혈청 코르티솔이 5 μg/dL 이하, 그 이상인 경우 쿠싱증후군을 의심.

5. 주의 사항

1) 정상인의 5~10%에서 1회 투여에 억제되지 않음(위양성).
2) 우울증, 페니토인, 리팜핀 복용자에서 1회 투여에 억제되지 않음(위양성).
3) 5일간 연속 덱사메타손 억제검사를 실시할 예정인 경우에는 실시하지 않음.

6. 보험규정

1) 코드; F0951
2) 2008년 상대가치 점수; 27.34
3) 혈청 코르티솔을 1회 측정시 산정한다.

참고문헌

1) Harrison's Principles of Internal Medicine, 16th edition, p 2133

저용량 덱사메타손 억제검사

1. 목적

쿠싱증후군의 확진.

2. 원리

정상인은 덱사메타손이 되먹이기 기전에 의해 부신피질자극호르몬의 생산, 분비를 억제하여 혈청 코르티솔, 소변 유리 코르티솔, 17-히드록시코르티코스테로이드가 억제되나 쿠싱증후군에서는 이러한 억제가 없음.

3. 방법[1)]

1) **제1일과 제2일:** 기저치로 24시간 소변 코르티솔, 17-히드록시코르티코스테로이드, 크레아티닌 그리고 아침 9시 혈청 코르티솔을 측정.
2) **제3일과 제4일:** 6시간 간격으로 덱사메타손 0.5 mg을 경구 투여하여(아침 6시, 정오 12시, 오후 6시, 밤 12시) 1일 총 2 mg이 되게함. 제4일 24시간 소변을 모아 유리 코르티솔, 17-히드록시코르티코스테로이드, 크레아티닌을 측정. 제4일과 제5일 아침 9시 혈청 코르티솔을 측정.

검사명		저용량 덱사메타손 억제검사												
날짜		Day1	Day2	Day3				Day4					Day5	
시간			9AM	6AM	MD	6PM	MN	6AM	9AM	MD	6PM	MN	6AM	9AM
투여약제	Dexa 0.5mg			+	+	+	+	+		+	+	+		
검체	혈청코르티솔		+						+					+
	소변코르티솔	——	——					——	——	——	——	——		
	소변17-히드록시 코르티코스테로이드	——	——					——	——	——	——	——		
	소변크레아티닌	——	——					——	——	——	——	——		

저용량 덱사메타손 억제검사 결과 보고					
성 명		차트번호		성별 / 나이	/
병 동		검 사 일	년 월 일		
검사결과					

	Basal	Day2	Day4	Day5
S-cortisol (μg/dL)				
Urine free cortisol (μg/24h)				
Urine 17-OHCS (mg/24h)				
Urine Cr (mg/24h)				

판 정

정상	
쿠싱증후군	

판 정 의	내분비대사내과 (인)
판 정 일	년 월 일

4. 판정[2,3]

1) 정상인은 덱사메타손 투여후 24시간 소변 코르티솔이 10 μg/24h 미만, 17-히드록시코르티코스테로이드가 2.5 mg/24h 미만이고 혈청 코르티솔이 5 μg/dL 미만임.
2) 쿠싱증후군에서는 덱사메타손 투여후 24시간 소변 코르티솔이 10 μg/24h 이상, 17-히드록시코르티코스테로이드가 2.5 mg/24h 이상이거나 혈청 코르티솔이 5 μg/dL 이상임.

5. 참고사항

1) 소변을 완벽하게 모으지 않으면 결과 판정이 어렵다. 따라서 소변 크레아티닌을 같이 측정하는 것이 좋음('p.122 소변 유리 코르티솔 측정' 참조).
2) 다른 판정기준으로 덱사메타손 투여 2일째에 측정한 혈청 코르티솔이 5 μg/dL 미만[2], 마지막 덱사메타손 투여 48시간후 측정한 혈청 코르티솔이 2 μg/dL 미만[1]이 있음.
3) 소변 검사보다 혈청 검사가 민감도가 더 높다고 함[1].

6. 보험규정

1) 코드; F0952

2) 2008년 상대가치 점수; 37.73

3) 혈청 코르티솔, 24시간 소변 유리 코르티솔 및 17-히드록시코르티코스테로이드를 3회 측정시 산정한다.

참고문헌

1) Williams Textbook of Endocrinology, 10th edition, p 518
2) Harrison's Principles of Internal Medicine, 16th edition, p 2133
3) Orth DN. Cushing's syndrome. N Engl J Med 332:791-803, 1995

고용량 덱사메타손 억제검사

1. 목적

쿠싱증후군의 병형 구별.

2. 원리

뇌하수체 종양에 의한 쿠싱병에서는 고용량에 억제되나 부신종양과 이소성 부신피질자극호르몬에 의한 쿠싱증후군에서는 고용량에 억제되지 않음.

2. 방법

1) **제1일과 제2일:** 기저치로 24시간 소변 코르티솔, 17-히드록시코르티코스테로이드, 크레아티닌을 측정.
2) **제3일과 제4일:** 6시간 간격으로 덱사메타손 2 mg을 경구 투여하여(아침 6시, 정오 12시, 오후 6시, 밤 12시) 1일 총 8 mg이 되게함. 제4일 24시간 소변을 모아 유리 코르티솔, 17-히드록시코르티코스테로이드, 크레아티닌을 측정. 제4일과 제5일 아침 9시 혈청 코르티솔을 측정.

검사명		고용량 덱사메타손 억제검사												
날짜		Day1	Day2	Day3				Day4					Day5	
시간			9AM	6AM	MD	6PM	MN	6AM	9AM	MD	6PM	MN	6AM	9AM
투여약제	Dexa 2mg			+	+	+	+	+		+	+	+		
검체	혈청코르티솔		+						+					+
	소변코르티솔	——	——					——	——	——	——	——		
	소변17-히드록시코르티코스테로이드	——	——					——	——	——	——	——		
	소변크레아티닌	——	——					——	——	——	——	——		

3. 판정[1)]

1) 뇌하수체 종양에 의한 쿠싱증후군(쿠싱병) : 24시간 소변 유리 코르티솔이 기저치에 비해 90% 이상 억제, 소변 17-히드록시코르티코스테로이드가 50% 이상 억제, 혈청 코르티솔이 기저치에 비해 50% 이상 억제.

고용량 덱사메타손 억제검사 결과 보고

<table>
<tr><td>성 명</td><td></td><td>차트번호</td><td></td><td>성별 / 나이</td><td>/</td></tr>
<tr><td>병 동</td><td></td><td>검 사 일</td><td colspan="3">년 월 일</td></tr>
<tr><td>검사결과</td><td colspan="5">

	Basal	Day2	Day4	Day5
S-cortisol (μg/dL)				
Urine free cortisol (μg/24h)				
Urine 17-OHCS (mg/24h)				
Urine Cr (mg/24h)				

</td></tr>
<tr><td>판 정</td><td colspan="5">

억제됨	
억제되지 않음	

</td></tr>
<tr><td>판 정 의</td><td colspan="5">내분비대사내과 (인)</td></tr>
<tr><td></td><td></td><td></td><td>판 정 일</td><td colspan="2">년 월 일</td></tr>
</table>

2) 부신성 쿠싱증후군(선종, 암), 이소성 부신피질자극호르몬 생산 종양 : 억제되지 않음.

4. 참고사항

1) 소변을 완벽하게 모으지 않으면 결과 판정이 어렵다. 따라서 소변 크레아티닌을 같이 측정하는 것이 좋음('2. 소변 유리 코르티솔 측정' 참조).
2) 현대적인 관점에서 17-히드록시코르티코스테로이드보다는 유리 코르티솔이나 혈청 코르티솔을 사용하는 것이 바람직함[1].
3) 24시간 소변 유리 코르티솔의 진단기준을 50% 억제로 할 경우 뇌하수체 종양에 의한 쿠싱증후군의 90%와 이소성 부신피질자극호르몬 생산 종양의 10%가 양성을 보임, 진단기준을 90% 억제로 올릴 경우 뇌하수체 종양에 의한 쿠싱증후군의 진단 특이도가 거의 100%에 이르나(부신종양이나 이소성 부신피질자극호르몬 생산 종양은 거의 완전히 배제) 민감도는 69% 수준임[1,3].

5. 보험규정

1) **코드;** F0953
2) **2008년 상대가치 점수;** 40.26
3) **혈청 코르티솔, 24시간 소변 유리 코르티솔 및 17-히드록시코르티코스테로이드를 3회 측정시 산정한다.**

참고문헌

1) Williams Textbook of Endocrinology, 10th edition, p 518-519
2) Harrison's Principles of Internal Medicine, 16th edition, p 2136
3) Orth DN. Cushing's syndrome. N Engl J Med 332:791-803, 1995

8 mg 하룻밤 고용량 덱사메타손 억제검사

1. 목적

쿠싱증후군의 병형 구별.

2. 원리

뇌하수체 종양에 의한 쿠싱병에서는 고용량에 억제되나 부신종양과 이소성 부신피질자극호르몬에 의한 쿠싱증후군에서는 고용량에 억제되지 않음.

3. 방법[1)]

기저 혈청 코르티솔을 측정한 다음 오후 11시에 덱사메타손 8 mg을 복용하게 하고 다음날 아침 8시에 혈청 코르티솔을 측정.

검사명	8mg 하룻밤 고용량 덱사메타손 억제검사		
시간		11PM	8AM
투여약제	덱사메타손 8mg	+	
검체	코르티솔		+

4. 판정[1)]

1) 뇌하수체 종양에 의한 쿠싱증후군 : 기저 코르티솔에 비해 50% 이상 억제.
2) 부신성 쿠싱증후군(선종, 암), 이소성 부신피질자극호르몬 생산 종양 : 억제되지 않음.

5. 참고사항[1)]

2일간 실시하는 표준 검사에 비해 민감도와 특이도가 낮음.

6. 보험규정

없음

참고문헌

1) Williams Textbook of Endocrinology, 10th edition, p 518-519

8 mg 하룻밤 고용량 덱사메타손 억제검사 결과 보고

성 명		차트번호		성별 / 나이	/
병 동		검 사 일	년 월 일		
검사결과					
판 정					
판 정 의	내분비대사내과 (인)				

	8AM
S-cortisol (μg/dL)	

억제됨	
억제되지 않음	

판 정 일	년 월 일

저용량 및 고용량 덱사메타손 억제 연속검사 (Liddle's test)

1. 목적

쿠싱증후군의 확진 및 병형 구별.

2. 원리

쿠싱증후군의 확진 및 병형 구별에 사용되는 저용량 및 고용량 덱사메타손 억제검사를 연속적으로 실시.

3. 방법[1)]

1) **제1일과 제2일:** 기저치로 24시간 소변 코르티솔, 17-히드록시코르티코스테로이드, 크레아티닌 그리고 아침 9시 혈청 코르티솔을 측정.
2) **제3일과 제4일:** 6시간 간격으로 덱사메타손 0.5 mg을 경구 투여하여(아침 6시, 정오 12시, 오후 6시, 밤 12시) 1일 총 2 mg이 되게하고 제4일에 24시간 소변을 모아 유리 코르티솔, 17-히드록시코르티코스테로이드, 크레아티닌을 측정. 제4일과 제5일 아침 9시 혈청 코르티솔을 측정.
3) **제5일과 제6일:** 6시간 간격으로 덱사메타손 2 mg을 경구 투여하여(아침 6시, 정오 12시, 오후 6시, 밤 12시) 1일 총 8 mg이 되게함. 제6일에 24시간 소변을 모아 유리 코르티솔, 17-히드록시코르티코스테로이드, 크레아티닌을 측정. 제6일과 제7일 아침 9시 혈청 코르티솔을 측정.

검사명	Liddle's test																							
날짜		Day1	Day2	Day3				Day4					Day5					Day6					Day7	
시간			9AM	6AM	MD	6PM	MN	6AM	9AM	MD	6PM	MN	6AM	9AM	MD	6PM	MN	6AM	9AM	MD	6PM	MN	6AM	9AM
투여약제	Dexa 0.5mg			+	+	+	+	+		+	+	+												
	Dexa 2mg												+		+	+	+	+		+	+	+		
검체	혈청코르티솔		+						+					+					+					+
	소변코르티솔	—	—					—	—	—	—	—	—					—	—	—	—	—		
	소변17-OHCS	—	—					—	—	—	—	—	—					—	—	—	—	—		
	소변크레아티닌	—	—					—	—	—	—	—	—					—	—	—	—	—		

4. 판정

'11. 저용량 덱사메타손 억제검사' 와 '12. 고용량 덱사메타손 억제검사' 참조.

저용량 및 고용량 덱사메타손 억제연속 검사 결과 보고

성 명		차트번호		성별 / 나이	/
병 동		검 사 일	년	월	일

검사결과

저용량 억제검사	Basal	Day2	Day4	Day5
S-cortisol (μg/dL)				
Urine free cortisol (μg/24h)				
Urine 17-OHCS (mg/24h)				
Urine Cr (mg/24h)				

고용량 억제검사	Basal	Day6	Day7
S-cortisol (μg/dL)			
Urine free cortisol (μg/24h)			
Urine 17-OHCS (mg/24h)			
Urine Cr (mg/24h)			

판 정

정상	
쿠싱증후군	
고용량에 억제됨	
고용량에 억제되지 않음	

판 정 의	내분비대사내과	(인)

판 정 일	년 월 일

메티라폰 검사 결과 보고

성 명		차트번호		성별 / 나이	/
병 동		검 사 일	년	월	일

검사결과

	8-9AM
ACTH (pg/mL)	
Cortisol (μg/dL)	
11-deoxycortisol (μg/dL)	

판 정

정상	
과도한 반응	
무반응 혹은 반응저하	

판 정 의	내분비대사내과	(인)

판 정 일	년	월	일

5. 참고사항

2일간 실시하는 표준 고용량 덱사메타손 억제검사 대신 8 mg 하룻밤 고용량 덱사메타손 억제검사를 시행하면 시간을 절약할 수 있으나 민감도와 특이도는 보다 낮음.

6. 보험규정

없음

참고문헌

1) Williams Textbook of Endocrinology, 10th edition, p 518-519

메티라폰 검사

1. 목적

1) 쿠싱증후군의 감별.
2) 뇌하수체-부신축 기능의 평가.

2. 원리

코르티솔 생합성의 최종단계에 관여하는 효소인 11 β-수산화효소 억제제인 메티라폰을 투여하면 코르티솔 합성 장애에 의해 부신피질자극호르몬 분비가 항진되어, 혈중 코르티솔의 전구체인 11-deoxycortisol(compound S)가 증가되며 요중 17-히드록시코르티코스테로이드가 증가됨.

3. 방법[1)]

1) 24시간에 걸쳐 4시간마다 메티라폰 750 mg을 경구로 투여한후 다음날 아침 안정시에 11-deoxycortisol, 코르티솔, 부신피질자극호르몬을 측정
2) 밤 11시에 메티라폰(체중 70 kg 이하에서 2 g, 70~90 kg에서 2.5 g, 90 kg 이상에서 3 g)을

우유와 함께 먹는다. 다음날 아침 8시 안정시 공복 상태에서 채혈하여 11-deoxycortisol과 코르티솔을 측정

검사명	메티라폰 검사								
시간		6AM	10AM	2PM	6PM	10PM	11PM	2AM	8-9AM
투여약제	메티라폰 750mg × 6 or	+	+	+	+	+		+	
	메티라폰 2-3g						+		
검체	부신피질자극호르몬								+
	코르티솔								+
	11-deoxycortisol								+

4. 판정[1,2)]

1) **정상인** : 11-deoxycortisol 7 μg/dL(210 nmol/L) 이상이며 부신피질자극호르몬 75 pg/mL(17 pmol/L) 이상.
2) **쿠싱질환** : 11-deoxycortisol이 35 μg/dL(1000 nmol/L) 이상 상승하며 부신피질자극호르몬도 과도하게 상승.
3) **이소성 부신피질자극호르몬 분비 종양** : 무반응.
4) **이차부신기능부전** : 11-deoxycortisol과 부신피질자극호르몬 반응 저하.

5. 참고사항

1) 1959년 Liddle에 의해 제창된 표준 메티라폰 검사는 4시간마다 750 mg의 메티라폰을 6회 투여하고 24시간 소변을 모아 17-히드록시코르티코스테로이드를 측정하며, 투여 후 2~3배 증가를 정상 반응으로 하였으나 이 방법은 연속 3일간 소변을 모아야 하며 다량의 메티라폰 투여로 부작용이 많아 1일간 메티라폰 시험으로 대치되었음.
2) 메티라폰 투여 후 증가된 11-deoxycortisol은 tetrahydro대사산물로 배설되어 17-히드록시코르티코스테로이드로 측정됨.
3) 쿠싱증후군에서 쿠싱질환과 다른 쿠싱증후군의 원인을 감별하기위해 처음 개발되었으나 구분이 명확하지가 않아 최근에는 다른 검사로 대치되는 경향임.

6. 보험규정

없음.

참고문헌

1) Harrison's Principles of Internal Medicine, 16th edition, p 2134

2) Williams Textbook of Endocrinology, 10th edition, p 519

나. 염류코르티코이드 검사

혈장 레닌 활성도(PRA), 알도스테론, 알도스테론/레닌 비

1. 목적

1) 혈장 레닌 활성도

① 알도스테론과잉증의 진단.

② 저레닌성 저알도스테론증의 진단.

③ 탈수증의 보조진단.

2) 알도스테론

① 알도스테론과잉증의 진단.

② 저레닌성 저알도스테론증의 진단.

③ 부신기능부전시 일차성과 이차성(뇌하수체성)의 감별.

3) 알도스테론/레닌 비

① 일차알도스테론증의 선별검사.

2. 원리

1) 혈장 레닌 활성도

일정한 기간동안 레닌의 기질인 안지오텐시노겐에 혈장을 첨가하여 형성된 안지오텐신 I을 방사면역검사법으로 하는 방법이 혈장 레닌활성도이며 ng/mL/hr로 표시.

2) 알도스테론

혈장(혈청)의 방사면역측정.

3) 알도스테론/레닌 비

일차알도스테론증에서 알도스테론의 분비가 레닌 활성도에 무관하게 증가되므로 알도스테론/레닌 비가 상승.

3. 참고치 및 판정

1) 혈장 레닌 활성도(성인에서 정상 나트륨 섭취시)[1]

① 안정시 누워서 : 0.3-3.0 ng/mL/hr.

② 4시간 동안 기립시 : 1.0-9.0 ng/mL/hr.

2) 알도스테론[1]

① 정상 나트륨 섭취시 누워서 : 2-9 ng/dL(55-250 pmol/L).

3) 알도스테론/레닌 비[2]

① 알도스테론(ng/dL) / 레닌(ng/mL/hr) 〉 30 : 일차알도스테론증 의심.

② 알도스테론(ng/dL) / 레닌(ng/mL/hr) 〉 50 : 일차알도스테론증 확실.

4. 이상치의 해석

		알도스테론	
		증가	저하
레닌 활성도	증가	속발성 고알도스테론증 신혈관성 고혈압 바터 증후군	부신기능저하증(애디슨병) 선택적 알도스테론 결핍증 21 수산화효소 결핍증(염류소실형)
	저하	원발성 알도스테론증 특발성 알도스테론증	저레닌성 저알도스테론증 리들 증후군 11β, 17β 수산화효소 결핍증 DOC 생산종양 본태성 고혈압 일부

5. 검체의 채취와 취급

1) 혈장 레닌 활성도

EDTA가 들어있는 전용 튜브에 채혈하여 얼음물에 채워 검사실로 보내며 즉시 혈장을 분리 후 동결 보관.

2) 알도스테론

혈청, 혈장 모두 가능, 분리 후 동결 보존.

6. 측정치에 영향을 주는 요인

1) 혈장 레닌 활성도

① 증가되는 경우 : 체위 변동, 일어서면 2~3배 증가, 저염식, 오전 중, 임신 1개월된 유아에서 높은 치(3~9 ng/mL/hr)를 보이나 1세에 0.3~3 ng/mL/hr이 됨, 임신시 에스트로겐의 작용으로 증가.

② 저하되는 경우 : 염분 부하시.

③ 소아기에는 성인과 같고, 고령에서 저하되어 60세 이후에는 정상 성인의 약 1/2이 됨.

2) 알도스테론

① 증가되는 경우 : 일어서면 누웠을 때 보다 약 3배 증가, 아침에 증가, 2세 미만의 유소아, 1일 2 g 이하의 저염식, 칼륨 과부하, 황체기, 임신시, 약제(이뇨제, 메토클로프라마이드 등).

② 저하되는 경우 : 야간, 고령자, 고염 식사, 약제(안지오텐신전환효소 억제제, 글리칠리친제제 등).

7. 참고사항

1) 혈장 레닌 활성도, 알도스테론

① 레닌기질 과잉상태에서 안지오텐신 I의 형성을 측정하면 안지오텐시노겐의 영향을 받지 않으며 혈장 레닌 농도(plasma renin concentration)라고 함.

② 혈장 레닌 활성도 결과의 해석은 24시간 소변의 소디움 농도를 같이 측정하여 판정하는 것이 좋으며, 정상적으로는 소디움 배설과 혈장 레닌 활성도는 역관계에 있음.

③ 당뇨병 환자에서는 신부전증의 동반과 관계없이 혈장 레닌 활성도가 낮을 수 있음.

④ 신혈관에서 혈장 레닌 활성도 측정은 신혈관성 고혈압의 진단과 수술예후 평가에 이용됨.

⑤ 레닌-안지온텐신-알도스테론 계의 이상 판단이 어려운 경우에 안지오텐신 I, II의 측정이 필요한 경우가 있음.

안지오텐신 I 참고치 200 pg/mL 이하.

안지오텐신 II 30 pg/mL 이하.

아침, 안정시에 EDTA 함유 튜브에 채혈하며 혈장 분리 후 동결 보존함.

DOC (11-데옥시코르티코이드) 참고치 2~30 ng/dL.

2) 알도스테론/레닌 비[2,3)]

① 알도스테론이 15 ng/dL 이상이 되어야함.

② 레닌-안지오텐신-알도스테론 계에 영향을 미치는 약제를 중단하고 측정.

스피로노락톤 : 혈장 레닌 활성도 증가, 6 주간 중단.

기타 이뇨제 : 혈장 레닌 활성도 증가, 2 주간 중단.

에스트로겐 : 혈장 레닌 활성도 증가, 6 주간 중단.

안지오텐신전환효소억제제 : 혈장 레닌 활성도 증가, 알도스테론 감소, 2 주간 중단.

비스테로이드성 소염진통제 : 혈장 레닌 활성도 감소, 나트륨 저류, 2 주간 중단.

베타차단제 : 혈장 레닌 활성도 감소, 2 주간 중단.

칼슘통로차단제 : 알도스테론 감소, 2 주간 중단.

③ 저칼륨혈증이 없는 상태에서 측정, 필요하면 칼륨을 공급하면서 측정.

④ 2시간가량 기립 체위에서 측정 : 누워서 측정한 수치보다 진단적 정확성이 있음.

⑤ 나트륨제한을 하지 않는 상태에서 측정.

⑥ 레닌 측정을 위한 채혈시 즉시 얼음물에 보관.

8. 보험규정

가. 레닌 활성도

1) 코드

진단검사의학적 방법; c3600

핵의학적방법; c7360

2) 2008년 상대가치 점수

진단검사의학적 방법; 181.76

핵의학적방법; 176.22

나. 알도스테론

1) 코드

진단검사의학적 방법; C3580

핵의학적방법; C7358

2) 2008년 상대가치 점수

진단검사의학적 방법; 168.46

핵의학적방법; 175.71

참고문헌

1) Harrison's Principles of Internal Medicine, 16th edition, A-7

2) Williams Textbook of Endocrinology, 10th edition, p 574

3) DeGroot's Endocrinology, 5th edition, p 2467-2468

염분제한에 의한 알도스테론 자극검사 퓨로세미드에 의한 알도스테론 자극검사 기립에 의한 알도스테론 자극검사

1. 목적

1) 저알도스테론증의 진단.
2) 알도스테론 생성 선종과 특발성 양측부신증식증(idiopathic bilateral adrenal hyperplasia)의 감별진단.

2. 원리

퓨로세미드(furosemide)의 혈압 저하 효과와 서있게 하는 것은 체액을 감소시켜 교감신경계 통해 레닌 분비를 자극하여 염류코르티코이드의 예비능과 레닌-안지오텐신-알도스테론 계의 반응성을 검사.

3. 방법

1) 기립에 의한 알도스테론 자극검사 : 수면후 아침에 누운 자세에서 레닌 활성도, 알도스테론 측정을 위한 채혈을 하고 4시간동안 기립자세를 유지한 후 레닌 활성도, 알도스테론 측정을 위한 채혈을 시행[1].
2) 염분제한에 의한 알도스테론 자극검사 : 기저 레닌 활성도 및 알도스테론 측정, 3-5일간 하루 10 mmol로 나트륨 섭취제한후 기립시 레닌 활성도 및 알도스테론 측정[2,4].
3) 퓨로세미드에 의한 알도스테론 자극검사 : 정상염분섭취 상태에서 아침 공복 안정시에 기저 레닌 활성도와 알도스테론 측정을 위한 채혈을 하고 퓨로세미드(Lasix 1앰플 20mg/2mL) 40-80 mg을 정맥 주사 후 2-3 시간동안 서서 다니게 한다음 채혈하여 혈장 레닌활성도와 혈장 알도스테론을 측정[2,4].

검사명	기립자극에 의한 알도스테론 자극검사			
시간		Basal	0hr	4hr
처치	기립자세		--------	
검체	레닌활성도	+		+
	알도스테론	+		+

검사명	염분제한 및 기립자극에 의한 알도스테론 자극검사					
날짜		Day1	Day2	Day3	Day4–6	
시간		Basal			Oh	2–3hr
처치	염분제한	————————	————————	————————		
	기립자세					————
검체	레닌활성도	+			+	+
	알도스테론	+			+	+

검사명	프로세미드 및 기립자극에 의한 알도스테론 자극검사			
시간		Basal	Oh	2–3hr
투여약제	라식스 40–80 mg IV		+	
처치	기립자세		———————	
검체	레닌활성도	+		+
	알도스테론	+		+

4. 판정 기준[1–3)]

1) 정상반응

① 염분제한 및 기립 자극 : 염분제한후 누워서 측정한 알도스테론이 기저치에 비해 3-6 배 상승, 기립시 누워서 측정한 수치에 비해 2-4 배 추가 상승

② 퓨로세미드 및 기립 자극 : 알도스테론이 기저치에 비해 2-4 배 상승

2) 염분제한 및 기립자극, 퓨로세미드 및 기립자극에 의한 저알도스테론증의 감별진단[5)]

① 저레닌성 저알도스테론증 : 레닌이 낮고 알도스테론 반응이 감소, 주로 당뇨병, 신부전에서 발생.

② 알도스테론 합성의 장애나 안지오텐신(angiotensin) II에 대한 선택적 저반응 : 레닌이 높고 알도스테론 반응이 감소, 심각하게 아픈 환자에서 부신괴사나 당류코르티코이드 생산을 위해 염류코르티코이드(mineralocorticoid) 생산이 차단되어 고레닌증을 동반한 저알도스테론증(hyperreninemic hypoaldosteronism)이 발생하며 고칼륨혈증은 없고 사망률이 80%에 이름.

③ 거짓저알도스테론증(pseudohypoaldosteronism) : 레닌이 증가하나 알도스테론 반응이 정상.

3) 기립(4 시간)에 의한 알도스테론 자극검사

① 알도스테론 생성 선종 : 알도스테론이 변하지 않거나 오히려 감소, 기립자극시 63%에서

염분제한/퓨로세미드 및 기립에 의한 알도스테론 자극검사 결과 보고					
성 명		차트번호		성별 / 나이	/
병 동		검 사 일	년 월 일		

검사결과

기립자극	Basal	4hr
PRA (ng/mL/h)		
aldosterone (ng/dL)		

염분제한 및 기립자극	Basal	Day4-6 0hr	Day4-6 2-3hr
PRA (ng/mL/h)			
aldosterone (ng/dL)			

퓨로세미드 및 기립자극	Basal	2-3hr
PRA (ng/mL/h)		
aldosterone (ng/dL)		

판 정

정상 반응	
무반응 혹은 반응저하	

판 정 의	내분비대사내과 (인)

판 정 일	년 월 일

알도스테론이 감소하고 32%에서 알도스테론이 증가.

② 특발성 양측부신증식증 : 정상반응, 기립자극시 100%에서 알도스테론 증가.

5. 알도스테론 생성 선종과 특발성 양측부신증식증의 감별진단[4)]

	알도스테론 생성 선종	특발성 양측부신증식증
기립자세에 의한 알도스테론	무반응 혹은 감소	증가
저칼륨혈증	심함	경함
레닌활성도	심한 감소	경한 감소
알도스테론	〉 20 ng/dL	〈 20 ng/dL
18-hydroxycorticosterone	〉 100 ng/mL	〈 100 ng/mL
부신정맥 도자 및 채혈	양측 부신정맥 알도스테론 농도차 〉 10	농도차 〈 10
NP-59 스캔	편측 (+)	편측 (-)
치료	부신 절제	칼륨보존 이뇨제

6. 참고사항[5)]

1) 저알도스테론증을 진단하기 전에 먼저 거짓고칼륨혈증(pseudohyperkalemia)를 유발하는 용혈이나 혈소판증가증을 배제해야 하며 다음으로 부신피질자극호르몬 자극에 대해 정상 코르티솔 반응을 확인한 후 약제나 체위에 의한 자극검사를 시행해야 함.
2) 레닌이 낮고 알도스테론 반응이 감소한 경우는 주로 당뇨병, 신부전에서 발생.
3) 레닌이 높고 알도스테론 반응이 감소하는 경우는 심각하게 아픈 환자에서 부신괴사나 당질코르티코이드 생산을 위해 염류코르티코이드 생산이 차단되어 고레닌증을 동반한 저알도스테론증이 발생하며 고칼륨혈증은 없고 사망률이 80%에 이름.
4) 레닌이 증가해있으나 알도스테론이 낮지 않으면 세포막 나트륨통로의 돌연변이로 인한 거짓저알도스테론증임.

7. 부작용과 대책

기립성 저혈압으로 어지러움증이 있으면 부하시험을 중지하고, 회복될 때까지 생리식염수를 정맥 주사해야 함.

8. 보험규정(기립자극)

1) 코드; F0954

2) 2008년 상대가치 점수; 41.67

3) 레닌 및 알도스테론을 2회 측정시 산정한다.

참고문헌

1) Espiner EA, Ross DG, Yandle TG, Richards AM, Hunt PJ. Predicting surgically remedial primary aldosteronism: role of adrenal scanning, posture testing, and adrenal vein sampling. J Clin Endocrinol Metab 88:3637-3644, 2003
2) Harrison's Principles of Internal Medicine, 16th edition, p 2133
3) Harrison's Principles of Internal Medicine, 16th edition, p 2140
4) Williams Textbook of Endocrinology, 10th edition, p 2468-2473
5) Harrison's Principles of Internal Medicine, 16th edition, p 2144-2145

캅토프릴에 의한 레닌-알도스테론 반응검사

1. 목적

일차알도스테론증의 진단.

2. 원리

캅토프릴은 안지오텐신 전환효소를 억제하여 알도스테론 생산을 저하시키므로 캅토프릴에 의한 알도스테론 억제여부로 일차알도스테론증과 정상을 감별.

3. 방법

알도스테론 측정을 위한 기저 채혈을 한 후 오전 9시에 캅토프릴 50 mg을 경구로 투여하고 나서 90분 후에 알도스테론 측정을 위한 채혈을 시행.

캅토프릴에 의한 레닌-알도스테론 반응검사 결과 보고

성　　명		차트번호		성별 / 나이	/
병　　동		검 사 일	년　　월　　일		

검사결과

	Basal	90min
PRA (ng/mL/h)		
aldosterone (ng/dL)		

판　　정

정상 반응	
억제 안됨	

판 정 의	내분비대사내과　　　　(인)
판 정 일	년　　월　　일

4. 검채 채취의 주의

고혈압 치료제를 복용하고 있던 환자에서는 약제를 7일간 중단하고 검사를 실시함. 저칼륨혈증이 있는 경우에는 먼저 이에 대한 교정이 필요.

5. 판정기준[1]

1) 정상인 : 알도스테론이 기저치에 비해 20% 이상 감소하고 15 ng/dL 미만.
2) 일차알도스테론증 : 억제되지 않음.

6. 참고사항

1) 고혈압이 심하거나 고령자에서 생리식염수 부하시험이 어려운 경우에 간편히 이용할 수 있는 검사이나 역시 위험성이 있음.
2) 일차알도스테론증을 진단하는데 민감도 90-100%, 특이도 50-80%[1].

7. 보험규정

1) 코드; F0955
2) 2008년 상대가치 점수; 81.6
3) 레닌 및 알도스테론을 3회 측정시 산정한다.

참고문헌

1) Williams Textbook of Endocrinology, 10th edition, p 574

식염수 주입에 의한 알도스테론 억제검사

1. 목적

일차알도스테론증을 진단.

2. 원리

정상인에서는 안정시에 생리식염수를 투여하면 레닌 분비 억제에 의해 알도스테론이 억제되나 일차알도스테론증에서는 알도스테론의 자율적 분비에 의해 변화가 없음.

3. 방법[1,2]

기저 알도스테론 측정을 위한 채혈을 한 후 생리식염수를 시간당 500 mL의 속도로 4시간 주입하고 알도스테론 측정을 위한 채혈.

검사명	식염수 주입에 의한 알도스테론 억제검사			
시간		Basal	0hr	4hr
투여약제	Normal saline 500 mL/hr for 4hr		--------	
검체	알도스테론	+		+

4. 검체 취급상의 주의

혈장 알도스테론 : EDTA 함유 튜브에 채혈

5. 판정 기준[1,2]

일차알도스테론증 : 억제후 알도스테론이 10 ng/dL(280 pmol/L) 이상이면 확진, 정상 나트륨 섭취시 5 ng/dL 이상 혹은 나트륨 섭취제한시 8 ng/dL 이상이면 가능성 높음.

6. 검사에 영향을 주는 요인

식염 섭취양이 많은 경우에 변화가 없을 수 있음.

식염수 주입에 의한 알도스테론 억제검사 결과 보고					
성 명		차트번호		성별 / 나이	/
병 동		검 사 일	년 월 일		
검사결과					
판 정					
판 정 의	내분비대사내과 (인)				

	Basal	4hr
aldosterone (ng/dL)		

정상 반응	
억제 안됨	

판 정 일	년 월 일

7. 주의 사항

1) 칼륨 결핍이 있는 경우 시행해서는 안됨.
2) 심장, 신장의 병변이 있는 환자에서 급성 심부전에 의한 폐부종이 일어날 수 있어 주의를 요함.

8. 보험규정

1) 코드; F0956
2) 2008년 상대가치 점수; 145.35
3) 알도스테론을 2회 측정시 산정한다.

참고문헌

1) Williams Textbook of Endocrinology, 10th edition, p 575
2) Harrison's Principles of Internal Medicine, 16th edition, p 2133

경구 나트륨 부하에 의한 알도스테론 억제검사

1. 목적

일차알도스테론증 진단.

2. 원리

정상인에서는 나트륨 부하시 레닌 분비 억제에 의해 알도스테론이 억제되나 일차알도스테론증에서는 알도스테론의 자율적 분비에 의해 변화가 없음.

3. 방법[1,2]

경구로 하루 200 mEq 이상의 나트륨을 3일간 투여 전후에 24시간 소변 알도스테론과 나트륨을 측정, 0.2 mg fludrocortisone을 하루 2회 경구 투여를 병행할 수도 있음.

경구 나트륨 부하에 의한 알도스테론 억제검사 결과 보고					
성 명		차트번호		성별 / 나이	/
병 동		검 사 일	년 월 일		
검사결과					
판 정					
판 정 의	내분비대사내과 (인)				

	Basal	Day4
Urine aldosterone (㎍/24h)		
Urine Na (mmol/24h)		
Urine Cr (mg/24h)		

정상 반응	
억제 안됨	

판 정 일	년 월 일

검사명	경구 나트륨 부하에 의한 알도스테론 억제검사				
날짜		Day1	Day2	Day3	Day4
투여약제	매일 NaCl 200 mEg 이상을 3일간 경구로 투여 ± fludorcortisone 0.2 mg bid			――――	――――
검체	24시간 소변 알도스테론	――			――
	24시간 소변 나트륨	――			――
	24시간 소변 크레아티닌	――			――

4. 판정 기준[1,2)]

일차알도스테론증 : 24시간 소변 나트륨이 250 mmol/24hr 이상인 경우 소변 알도스테론 배설량이 10 μg/24hr(28-39 mmol/24hr) 이상이면 진단.

5. 참고 사항

일차알도스테론증과 본태고혈압을 감별하는데 민감도는 96%, 특이도는 93%에 이름.

6. 주의 사항

칼륨 결핍이 있는 경우 시행해서는 안됨.

7. 보험규정

없음.

참고문헌

1) Williams Textbook of Endocrinology, 10th edition, p 574-575

2) Harrison's Principles of Internal Medicine, 16th edition, p 2133

덱사메타손에 의한 알도스테론 반응검사

1. 목적

알차알도스테론증과 당질코르티코이드 치료가능 알도스테론증(GRA; glucocorticoid remediable aldosteronism)의 감별진단.

2. 원리

당질코르티코이드 치료가능 알도스테론증은 알도스테론을 생산하는 효소의 발현이 유전적 결함으로 인해 부신피질자극호르몬에 의해 주로 조절되므로 덱사메타손에 의한 부신피질자극호르몬 억제시 알도스테론 분비가 감소하는지를 검사.

3. 방법[1)]

덱사메타손을 자정에 1 mg 경구 투여하고 다음날 오전 6시에 0.5 mg 추가 투여한다음 기립 후 알도스테론을 측정.

검사명	덱사메타손에 의한 알도스테론 반응검사			
시간		12PM	6AM	8–9AM
투여약제	덱사메타손 1 mg	+		
	덱사메타손 0.5 mg		+	
검체	기립자극		------	
	알도스테론			+

4. 판정 기준

1) 당질코르티코이드 치료가능 알도스테론증 : 알도스테론치가 5 ng/dL 미만으로 감소.

2) 일차알도스테론증 : 무반응.

5. 참고사항

1) 이 질환을 일으키는 유전자가 최근 발견되었으며, 11β-수산화효소의 5' 조절부위와 알도스테론 합성효소의 구조부위(coding sequence)의 잡종 유전자로 구성되어 있음이 알려졌음. 부신피질자극 호르몬에 예민한 11β-수산화효소의 조절작용에 의해 코르티솔의 18-수산화

덱사메타손에 의한 알도스테론 반응검사 결과 보고

성　　명		차트번호		성별 / 나이	/
병　　동		검 사 일	년　　월　　일		

검사결과

	8-9AM
aldosterone (ng/dL)	

판　　정

억제됨	
무반응	

판 정 의	내분비대사내과　　　　　　(인)

판 정 일	년　　월　　일

코르티솔 변환과 알도스테론 생성이 증가[2].

2) 3주간 덱사메타손을 하루에 2 mg씩 투여하면 당질코르티코이드 치료가능 알도스테론증의 경우 억제된 레닌-안지오텐신계의 회복이 이루어지고 칼륨과 알도스테론이 정상화되며 혈압도 하강함[1].

6. 보험규정

없음

참고문헌

1) DeGroot's Endocrinology, 5th edition, p 2470
2) DeGroot's Endocrinology, 5th edition, p 2475

부신정맥 도자술 및 부신정맥 채혈

1. 목적

일차알도스테론증을 진단하고 특히 특발성 양측부신증식증과의 감별에 있어 가장 확실한 방법.

2. 원리

일차알도스테론증은 대개 한쪽 부신에서 발생하므로 양측 부신정맥에서 채혈시 이환된 쪽의 알도스테론 농도가 그렇지 않은 쪽에 비해 높음.

3. 방법[1]

1) 전완부 정맥에 정맥 유지침을 삽입하여 채혈을 위한 준비를 하고 반대편 팔에 부신피질자극호르몬 주입을 위한 혈관을 확보.

2) 저용량 부신피질자극호르몬 자극 : 대퇴정맥을 통한 도자술 시행 30분전부터 채혈시까지 Synacthen을 시간당 1.25 μg씩 지속적으로 주입.

부신정맥 도자술 및 부신정맥 채혈 결과 보고					
성 명		차트번호		성별 / 나이	/
병 동		검 사 일	년 월 일		
검사결과					
판 정					
판 정 의	내분비대사내과 (인)				

	우측부신정맥	좌측부신정맥	전완부
aldosterone (pg/mL)			
cortisol (μg/dL)			
aldosterone/cortisol			

일차알도스테론증	우측 부신	
	좌측 부신	
No lateralization		

판 정 일	년 월 일

3) 양측 부신정맥에서 채혈시마다 전완부에서 동시에 채혈을 시행하여 알도스테론과 코르티솔을 측정.

4. 검사결과 및 판정기준

1) 부신피질자극호르몬 자극중 부신도자술[1)]

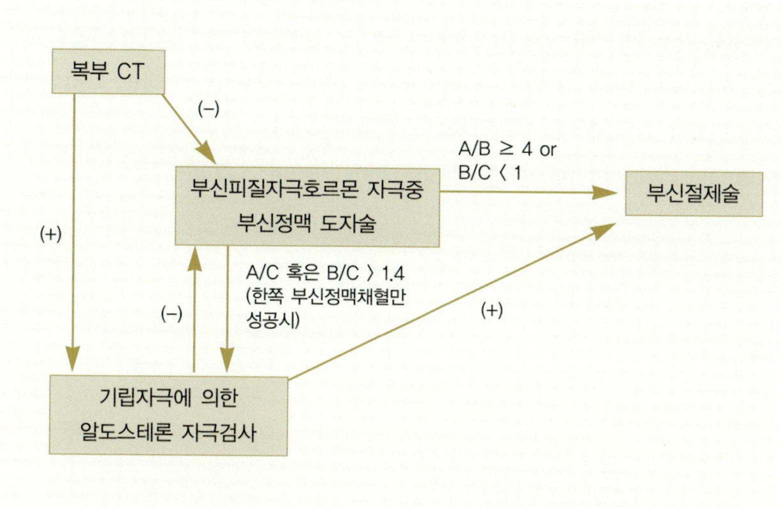

부신정맥 도자술 및 부신정맥 채혈에 의한 일차알도스케론증의 진단 및 치료방침 결정: A. 주병변이 있는 부신정맥의 알도스테론/코르티솔 비 [(pg/mL)/(㎍/dL)]: B. 병변이 없는 부신정맥의 알도스테론/코르티솔 비: C. 전완부의 알도스테론/코르티솔 비

2) 단순 부신도자술[2)]

일차알도스테론증 : 병변이 있는 부위의 부신정맥 알도스테론치가 정상 부위에 비해 2-4배 높음

5. 참고사항[1)]

1) 우측 부신정맥은 하대정맥으로 배출되나 좌측 부신정맥은 좌측 신정맥으로 배출되어 좌측 부신정맥 도자가 실패할 확률이 25% 정도 됨.
2) 숙련된 술자가 필수적이며 합병증으로 부신정맥 혈전증에 의한 부신경색 및 부신부전이 있음.

7. 보험규정(부신정맥조영)

1) 코드; HA728

2) 2008년 상대가치 점수; 1836.39

참고문헌

1) Espiner EA, Ross DG, Yandle TG, Richards AM, Hunt PJ. Predicting surgically remedial primary aldosteronism: role of adrenal scanning, posture testing, and adrenal vein sampling. J Clin Endocrinol Metab 88:3637-3644, 2003

2) Harrison's Principles of Internal Medicine, 16th edition, p 2140

Chapter 05

부신 수질 기능검사

카테콜아민(소변 · 혈장)

1. 검사목적

갈색세포종, 신경아세포종의 진단.

2. 검사방법

1) 고속 액체크로마토그라피법.
2) 혈압이 높거나 증상이 있을 당시의 24시간 소변 또는 혈장에서 검사.
3) 혈장 검사는 진단에 제한적으로 진단에 사용됨.

3. 참고치

	24시간 소변
유리 카테콜아민	〈 100 ug/day
에피네프린	〈 50 ug/day
노르에피네프린	15 ~ 89 ug/day
메타네프린	〈 1.3 mg/day
바닐릴만델산(vanillylmandelic acid, VMA)	〈 8 mg/day

4. 갈색세포종의 진단

1) 24시간 소변의 메타네프린, 유리 카테콜아민, 바닐릴만델산 중 메타네프린과 유리 카테콜아민의 민감도가 바닐릴만델산과 같거나 더 우월함.

2) 판정 기준

① 24시간 소변의 총 카테콜아민 〉 150 ug/day, 에피네프린 〉 50 ug/day, 메타네프린 〉 1.3 mg/day, 바닐릴만델산 〉 10 mg/day.

② 혈장 총 카테콜아민 〉 2 ng/mL 이면 가능성이 높고 〈 0.5 ng/mL 이면 가능성이 낮음.

5. 검체의 채취와 취급

1) EDTA 함유 튜브에 채혈하여 4℃에서 원심분리하고, 혈장을 -20℃에 보존.
2) 카테콜아민 채혈시에는 일반적으로 20분간 누워서 안정 후에 시행.
3) 카테콜아민의 요중 농도를 측정할 경우 소변 100 mL당 6 N 염산 20 mL를 첨가하여 4~6℃에서 24시간 소변을 모음.
4) 24시간 소변 검체의 적절성을 평가하기 위해 24시간 소변 크레아티닌을 반드시 측정.

6. 측정치에 영향을 주는 요인

1) 카테콜아민은 소아에서 낮고, 겨울철에 높으며, 운동, 기립후 (특히 노르에피네프린은 1.5~2배), 스트레스 등에서 증가되고 노르에피네프린은 고령에서 경도로 증가됨.
2) 비색법으로 바닐릴만델산을 선별검사할 경우에는 바나나, 바닐라 함유식품, 살리칠산 등에 위양성이 되며 일반적으로 에피네프린의 약 4~5%가 바닐릴만델산으로 배출됨.
3) 투여약제의 영향 : 혈압 강압제 중 카테콜아민과 유사한 화학구조를 가진 알파메틸도파, 이소프로테레놀, 라베타롤 등과, 카테콜아민의 생합성, 대사에 영향을 주는 레설핀, 구아네티딘, 티라민 등은 측정에 영향을 미침.

7. 보험규정

가. 바닐릴만델산

1) 코드

정성; C3211

정량, 일반; C3212

정량, 정밀; C3213

고성능 액체크로마토그라피법, 가스크로마토그라피법; CY223

2) 2008년 상대가치 점수

정성; 17.50

정량, 일반; 57.57

정량, 정밀; 201.02

고성능 액체크로마토그라피법, 가스크로마토그라피법; 281.94

나. 에피네프린

1) **코드;** C3231

2) **2008년 상대가치 점수;** 202.13

다. 노르에피네프린

1) **코드;** C3232

2) **2008년 상대가치 점수;** 200.05

라. 도파민

1) **코드;** C3233

2) **2008년 상대가치 점수;** 200.56

마. 메타네프린

1) **코드;** C3234

2) **2008년 상대가치 점수;** 202.37

바. 노르메타네프린

1) **코드;** C3235

2) **2008년 상대가치 점수;** 202.63

참고문헌

1) Williams Textbook of Endocrinology, 10th Edition, p 557-229

2) Harrison's Principles of Internal Medicine, 16th edition, p 2150

클로니딘에 의한 카테콜아민 억제검사

1. 검사목적

갈색세포종(명확한 고혈압이 있는 경우)의 진단.

2. 원리

클로니딘의 중추성 신경억제 작용에 의해 본태고혈압에서는 혈압이 떨어지며, 혈중 카테콜아민 농도가 감소하나, 갈색세포종에서는 그 정도가 적거나 불변함.

3. 검사방법

클로니딘 (카타프레스) 0.3 mg을 경구 투여하고 3시간동안, 1시간마다 혈압과 혈중 카테콜아민 (에피네프린, 노르에피네프린)을 측정함.

4. 검체 취급상의 주의

EDTA 함유 튜브에 채혈하여 4℃에서 원심분리하여 혈장을 -20℃에 보관

5. 판정 기준

1) **정상반응** : 정상(본태고혈압을 포함하여)에서는 3시간 후 혈중 에피네프린과 노르에피네프린 치가 500 pg/mL 이하로 저하됨.
2) **양성반응** : 500 pg/mL 이하가 되지 않으면 양성반응.
3) **민감도** : 82.8%, 특이도 : 96.1%.

6. 검사에 영향을 주는 요인 (다음과 같은 경우 혈압저하가 명확하지 않음)

1) 탈수
2) 검사 2일 전까지 β차단제 복용.
3) 압력수용체의 이상증.

<table>
<tr><th colspan="6">클로니딘에 의한 카테콜아민 억제검사 결과 보고</th></tr>
<tr><td>성 명</td><td></td><td>차트번호</td><td></td><td>성별 / 나이</td><td>/</td></tr>
<tr><td>병 동</td><td></td><td>검 사 일</td><td colspan="3">년 월 일</td></tr>
<tr><td>검사결과</td><td colspan="5">

	0min	60min	120min 180min
Epinephrine (pg/mL)			
Norepinephrine (pg/mL)			

</td></tr>
<tr><td>판 정</td><td colspan="5"></td></tr>
<tr><td>판 정 의</td><td colspan="5">내분비대사내과 (인)</td></tr>
</table>

판 정 일	년 월 일

7. 부작용과 대책

혈압 저하가 심한 경우(수축기 혈압 100 mmHg 이하), 또는 혈압 저하에 따라 어지러움증 등의 증상이 있는 경우에는 생리식염수를 정맥 주사함.

8. 보험규정

1) **코드;** F0957

2) **2008년 상대가치 점수;** 99.5

3) **분류 ;** 에피네프린 및 노르에피네프린을 3회 측정시 산정한다.

참고문헌

1) Williams Textbook of Endocrinology, 10th edition, p 559

글루카곤에 의한 카테콜아민 자극검사

1. 검사목적

갈색세포종(특히 현저한 고혈압이 없는 형)의 진단.

2. 원리

글루카곤에 의해 종양 조직에서 카테콜아민 분비촉진 작용으로 갈색세포종에서 혈압 상승.

3. 검사방법

1) 누워 안정된 상태에서 글루카곤 1 앰플 (1 mg)을 1 mL의 주사용 증류수에 녹여 정맥 주사.

2) 주사 전과 후 7분까지 1분마다 혈압을 측정하고, 2분마다 채혈하여 혈중 카테콜아민을 측정.

글루카곤에 의한 카테콜아민 자극검사 결과 보고

성 명		차트번호		성별 / 나이	/
병 동		검 사 일	년 월 일		
검사결과					
판 정					
판 정 의	내분비대사내과 (인)				
			판 정 일	년 월 일	

	0min	1min	2min	3min	4min	5min	6min	7min
Epinephrine(pg/mL)								
Norepinephrine(pg/mL)								
수축기혈압(mmHg)								
이완기혈압(mmHg)								

4. 검체 취급상의 주의

카테콜아민용 채혈 튜브에 채혈 후, 얼음물에 채워 검사실로 보냄.

5. 판정기준

1) 수축기 혈압 23~35 mmHg, 확장기 혈압 10~25 mmHg 이상 상승하면 양성이며, 갈색세포종의 보조진단에 유효.
2) 혈중 카테콜아민은 기저치의 3배 이상 증가 혹은 12 nmol/L(2000 pg/mL)이상시 양성.

6. 부작용과 대책

1) 수축기 혈압이 220~230 mHg 이상 올라가면 아달라트 1 캡슐을 설하 투여함.
2) 혈압의 급격한 상승을 방지하기 위해 α차단제를 미리 투여한 후 자극시험을 시행할 수 있음.
3) 정맥투여 후 불편함이 있을 수 있음.
4) 최근에는 혈압상승과 이에 따른 위험으로 인해 검사가 거의 시행되지 않는 실정임.

7. 보험규정

없음.

참고문헌

1) Williams Textbook of Endocrinology, 10th edition, p 559

Chapter 06

성선 내분비 기능검사

테스토스테론 (testosterone) 측정

1. 측정목적

1) 사춘기 조발 및 지연의 진단
2) 남성불임의 진단
3) 여성의 다모증, 남성화의 진단

2. 참고치[1)]

1) 총 테스토스테론
   남성(아침) 270-1070 ng/dL
   여성(아침) 6-86 ng/dL
2) 유리 테스토스테론
   남성(아침) 12.0-40.0 pg/ml
   여성(아침) 0.2-3.1 pg/ml

3. 참고사항[2),3)]

1) 대부분의 혈중 테스토스테론은 성호르몬결합글로블린(sex hormone binding globulin, SHBG, 50%)와 알부민(49%)에 결합되어 있으며 0.5-3%만이 유리형(free testosterone)으로 존재한다. 대개의 경우 총 테스토스테론의 측정은 테스토스테론 분비를 정확하게 반영한다. 유리 테스토스테론의 측정은 테스토스테론과 성호르몬결합글로블린의 결합에 이상이 생기는 상황에서 유용한 방법으로, 비민할 경우 결합이 감소하며 노화가 진행할수록 결합

이 증가한다. 혈중 유리 테스토스테론은 equilibrium dialysis 방법이 정확하며, 흔히 검사에 이용되는 아나로그 방법(tracer analogue method)은 간편하지만 정확도가 떨어져서 권장되지 않는다. 생체유용 테스토스테론은 유리 테스토스테론과 알부민에 결합된 테스토스테론(쉽게 유리된다)의 합으로 황산 황모니움을 이용하여 성호르몬 결합글로불린 결합 테스토스테론을 침착시킨 후에 측정할 수 있다. 생체유용 테스토스테론도 체내의 안드로젠 상황을 비교적 정확하게 반영한다. 총테스토스테론, 성호르몬결합글로블린 및 알부민 농도를 안 후에 계산식으로 유리 테스토스테론을 농도를 계산할 수 있으며 인터넷의 프로그램을 이용하는 것이 유용하다(http://www.issa.ch/freetesto.htm). 유리안드로겐지수(FAI)는 총테스토스테론을 성호르몬결합글로블린으로 나누어 100을 곱한 값으로 정확성이 떨어지는 단점이 있다.

2) 방사면역검사 방법으로 측정한 혈중 총테스토스테론 농도는 사춘기 이전 소년기에 5-20 ng/dL 이며 사춘기에 급속히 증가하여 300-1000ng/dL에 이른다. 총테스토스테론은 연령이 증가하면서 점차 감소하며, 연령이 증가하면서 성호르몬결합글로블린은 증가하므로 유리 테스토스테론은 더욱 감소한다. 여성에서는 사춘기에 관계없이 낮은 농도로 유지된다(20-70 ng/dL).

3) 테스토스테론은 일중 변동을 보이며 젊은 성인의 경우 아침 8시에 최고치를 보이며 저녁 8시에 가장 낮은 값을(최고치의 약 70%) 보인다. 그러나 노인의 경우에 변동의 폭이 작아진다. 높은 값을 보일때 감소와 정상을 구분하기 용이하므로 테스토스테론은 항상 아침 8시에 측정한다.

4) 대개 한차례만 측정해도 여러번 측정한 것과 유사한 결과를 얻지만, 황체형성호르몬의 박동성 분비에 의하여 변동이 있을수 있으므로, 처음 측정에서 비정상이거나, 경계성 값일 경우 혹은 여타 임상 상황과 맞지 않을경우에는 재측정을 한다.

4. 보험규정

가. 총 테스토스테론

1) 코드

진단검사의학적 방법; C3530

핵의학적방법; C7353

2) 2008년 상대가치 점수

진단검사의학적 방법; 181.69

핵의학적방법; 174.51

나. 유리테스토스테론

1) 코드

진단검사의학적 방법; CX232

핵의학적방법; CX232005

2) 2008년 상대가치 점수

진단검사의학적 방법; 181.05

핵의학적방법; 181.05

참고문헌

1) Harrison's Principles of Internal Medicine, 16th edition, A4

2) Harrison's Principles of Internal Medicine, 16th edition, p2188

3) Uptodate ver 14.2 'Clinical features and diagnosis of male hypogonadism'

성선호르몬 자극검사 (남성)

1. 측정목적

1) 남성호르몬의 분비 예비능 검사

2) 무고환증과 잠복고환의 감별

2. 검사 방법[1)]

인융모성선자극호르몬을 1500-4000 IU 근육주사하고 기저치, 24시간, 48시간, 72시간, 120시간의 혈중 테스토스테론 농도를 측정한다. 혹은 하루에 한차례씩 1500 IU의 인융모성선자극호르몬을 3일간 투여하고 마지막 투여 24시간 후에 혈중 테스토스테론 농도를 측정한다.

3. 정상반응[1)]

1) 성인 - 기저치보다 테스토스테론 농도가 두배 이상 증가.

2) 소년기 - 테스토스테론 농도가 150 ng/dL 이상 증가.

4. 참고사항[1]

인융모성선자극호르몬은 황체형성호르몬 작용이 있어 라이디히 세포를 자극하여 테스토스테론을 분비한다. 무반응을 보이면 고환조직이 없거나 라이디히 세포의 기능에 문제가 있는 경우를 생각할수 있다.

5. 보험규정

없음

참고문헌

1) Harrison's Principles of Internal Medicine, 16th edition, p2188

에스트라디올 (estradiol)

1. 측정목적

1) 난소기능의 선별검사

2) 배란유발의 검사

2. 참고치[1]

1) 여성

폐경전

여포기	〈20-145 pg/ml
배란기	112-443 pg/ml
황체기	〈20-241 pg/ml

폐경후 〈 59 pg/ml

2) 남성 ; 〈 20 pg/ml

3. 참고사항[2)]

1) 난소에서 생산되는 주요한 에스트로겐은 에스트라디올이다. 난소에서 에스트론(estrone)도 생산되지만 대부분의 에스트론은 말초조직에서 안드로스텐디온이 변화되어 만들어진다. 에스트리올(estriol)은 소변의 주요한 에스트로겐으로 에스트론과 에스트라디올의 16-수산화에 의해 만들어진다.

2) 남성의 경우, 에스트라디올은 주로 테스토스테론의 방향화(aromatization)나 혹은 안드로스텐디온이 에스트론과 에트라디올로 순차적으로 변환되어 만들어진다. 고환에서 직접 분비되는 에스트라디올은 하루 생산량의 15%정도이며 황체호르몬이 증가하면 분비량이 증가한다. 남성에서 에스트라디올은 골성숙과 대사에 중요한 역할을 할것으로 여겨지며, 과다한 에스트로겐은 여성화를 유발한다.

4. 보험규정

1) 코드

진단검사의학적 방법; C3260

핵의학적방법; C7326

2) 2008년 상대가치 점수

진단검사의학적 방법; 179.93

핵의학적방법; 168.71

참고문헌

1) Harrison's Principles of Internal Medicine, 16th edition, A4

2) Harrison's Principles of Internal Medicine, 16th edition, p2199

프로게스테론 (progesterone) 측정

1. 측정목적

1) 배란의 확인

2) 황체기의 적정성 평가

2. 참고치[1]

1) 여성

폐경전

여포기 〈1.0 ng/ml

황체기 3-20 ng/ml

2) 남성; 〈 1.0 ng/ml

3. 참고사항[2]

1) 프로게스테론은 황체에서 생산되는 주요한 호르몬이다. 에스트로겐이 미리 작용한 자궁내막에서 분비활성을 유도하여 수정된 난자가 착상할수 있도록 해준다. 프로게스테론은 또한 내막의 탈락반응(decidual reaction)을 유도하며 자궁수축을 억제하고 경부점막의 점성을 낮추며 유선발달을 촉진한다.

2) 주기적이고 예측 가능한 월경은 월경주기의 적절한 프로게스테론이 분비됨을 의미한다. 불임여성의 평가에 있어서 배란 및 황체기의 적정성을 평가하기 위하여 프로게스테론 상태를 아는 것은 중요하다. 가장 효율적인 방법은 월경주기 동안 매일 체온을 측정하는 것이다. 프로게스테론의 체온상승 효과로 인하여 배란 후 2주간 기초체온이 상승하는 것을 관찰할 수 있으며, 황체기 동안 프로게스테론이 적절히 분비되고 있음을 시사한다. 황체기 20-22일에 점성이 높아진 경부 점액을 확인하고, 질 세포검사에서 중간세포(intermediate cells)들이 주로 관찰되고, 자궁내막 조직검사에서 분비양 상피가 관찰되면 적절한 황체호르몬 분비를 의미한다. 또한 황체의 기능을 직접적으로 평가하기 위하여 혈중 프로게스테론 농도를 측정할 수 있다. 3ng/ml 이상이면 성공적인 배란 및 적절한 황체기능을 시사한다.

4. 보험규정

1) 코드

진단검사의학적 방법; C3460

핵의학적방법; C7346

2) 2008년 상대가치 점수

진단검사의학적 방법; 159.29

핵의학적방법; 159.35

참고문헌

1) Harrison's Principles of Internal Medicine, 16th edition, A4

2) Harrison's Principles of Internal Medicine, 16th edition, p2201

프로게스테론 자극검사

1. 측정목적

1) 무월경의 감별진단

2) 난소 에스트로겐 수준의 평가

3) 자궁의 개통성 평가

2. 참고치[1)]

메드록시 프로게스테론 아세테이트 10mg 을 매일 1회내지 2회 5일간 경구 복용하거나, 프로게스테론을 100mg 근주한 후 10일 이내에 소퇴출혈이 있으면 난소에서 에스트로겐 분비가 있는 것으로 판단한다.

3. 참고사항[1)]

1) 정상적인 월경주기 동안에도 혈중 에스트로겐 농도는 변화가 심하고, 비정상적인 월경주기를 가진 여성에서 현재의 주기중 날짜를 판단하기가 어려우므로 혈중 혹은 소변의 에스트로겐 농도 측정만으로 에스트론겐 상태를 알기는 어렵다. 현재 정상적인 이차성징을 보인다면 거의 에스트로겐 상태는 정상적이었다는 것을 시사한다.
2) 현재의 에스트론겐 상태는 부인과적 검사 및 프로게스테론 자극검사를 통하여 알수 있다. 맑고 엷은 자궁경부 점액을 관찰할 수 있고 세포검사에서 성숙한 원추형 질상피세포를 관찰 할수 있으면 에스트로겐 상태는 정상인 것으로 판단한다. 추가적으로 프로게스테론 소퇴 출혈검사를 하여 자궁내막, 출구 경로의 이상 및 에스트로겐 상태에 대한 종합적인 판단을 할 수 있다. 난소에서 에스트로겐 분비가 적절하면 프로게스테론 투여 후 소퇴출혈이 관찰된다.

4. 보험규정

없음

참고문헌

1) Harrison's Principles of Internal Medicine, 16th edition, p2201

인융모성선자극호르몬 (β-hCG)

1. 측정목적

1) 임신의 진단
2) 융모암, 포상기태의 진단

2. 참고치

1) 임신(소변 RIA : IU/L)

5주 〈 2,500

6주 2,500~20,000

7주 10,000~160,000

8주 20,000~320,000

9-15주 40,000~320,000

16-29주 20,000~50,000

29-40주 5,000~80,000

분만 7일 후 〈 1,000

절박유산 〈 5,000

자궁내 태아사망 〈 10,000

2) 배란 후 14~16일(소변) 100 IU/L

3) 융모암 (혈액) 〉 1,000,000 IU/L

포상기태(소변) 500,000~1,000,000 IU/L

4) 이소성 인융모성선자극호르몬 생산 종양

난소암, 자궁경부암, 고환종양, 다발성 골수종, 악성 흑색종

3. 참고사항[1)]

1) β-인융모성선자극호르몬은 태반 융모에서 분비되는 분자량 38,000의 당단백 호르몬이며 황체형성호르몬, 난포자극호르몬, 갑상선자극호르몬 등과 공통 구조로 되어있는 α-소단위와 특이적 구조인 β -소단위로 구성된다. β-소단위도 황체형성호르몬과 유사하나 C 말단에 대한 특이 항체를 이용한 방사면역검사가 개발되었다. 인융모성선자극호르몬은 태반의 영양모세포에서 생산되며 산모의 혈액과 소변에 존재한다. 예민한 검사를 이용하면 배란 후 8-10일 후에 임신을 진단할 수 있다.

2) 소변의 β-인융모성선자극호르몬 배설을 이용한 간단한 임신진단 키트는 라텍스(Latex) 응집반응을 이용한다.

4. 보험규정

1) 코드

진단검사의학적 방법; C3520

핵의학적방법; C7352

2) 2008년 상대가치 점수

진단검사의학적 방법; 200.94

핵의학적방법; 189.88

참고문헌

1) Harrison's Principles of Internal Medicine, 16th edition, p2202, p381

성선호르몬 자극검사 (여성)

1. 검사목적

1) 속발성 무월경 환자의 난소 기능 검사

2. 검사방법

1) HMG 부하 : HMG 제제 1일 225 IU (보통 75 IU 3 앰플)를 3일간 연속하여 근육주사하며, 주사 시작일부터 1일 4회 혈중 에스트라디올(E2)을 측정한다.

2) 인융모성선자극호르몬 부하 : 기초체온이 증가하는 날부터 3일 동안, 1일 5,000 IU씩 3일 간격으로 근육주사하며, 최종 주사 다음날 혈중 에스트라디올(E2)과 프로게스테론(P)을 측정한다.

3. 판정기준

1) HMG 부하

정상반응은 혈중 E2의 최고치가 300~1,300 pg/mL

과잉반응 : 다낭포성 난소

정상반응 : 시상하부 이상

저반응 : 뇌하수체 이상

무반응 : 난소 이상

2) 인융모성선자극호르몬 부하

정상반응은 혈중 에스트라디올 150 pg/mL 이상, P 10 ng/mL 이상

에스트라디올 반응 저하 : 에스트로겐 분비 부족

프로게스테론 반응 저하 : 황체호르몬 분비 부족

양자 반응 저하 : 황체 기능 이상

4. 참고사항

1) HMG 부하 : HMG의 난포자극호르몬 작용에 의해 난포가 발달하여 에스트라디올을 분비한다.
2) 인융모성선자극호르몬 부하 : 인융모성선자극호르몬의 황체형성호르몬 작용에 의해 난소에 황체가 형성되어 에스트라디올과 프로게스테론이 증가한다.
3) 기초 체온 측정, 혈청 황체형성호르몬, 난포자극호르몬, 에스트라디올, 소변중 에스트라디올의 측정은 속발성 무월경의 가능성이 높은 환자를 대상으로 시행되며, HMG-인융모성선자극호르몬 요법의 적응 결정과 치료효과의 예측에도 이용된다.
4) 보통 무월경 환자에서는 수시로 검사하나, 정상 월경이 있는 환자를 대상으로 할 경우에는 월경주기 3일째에 시작한다. 에스트라디올은 일중 변동이 있으므로 일정한 시간에 채혈한다(보통 오전 9~10시).
5) HMG시험에 정상 반응을 보이는 경우에 HMG-인융모성선자극호르몬 요법으로 배란율과 임신율이 높다.

5. 보험규정

없음

참고 문헌

1) Harrison's Principles of Internal Medicine, 16th edition, A4
2) Harrison's Principles of Internal Medicine, 16th edition, p2201

Chapter 07

당뇨병의 평가와 췌장 내분비 기능검사

혈당 측정

1. 측정목적

당뇨병과 포도당불내성(glucose intolerance)의 진단

2. 검사방법

1) HK-G6PDH(hexokinase-glucose-6-phosphaterdehydrogenase)법
2) 공복혈당은 전날밤부터 적어도 8시간 이상 금식 후 측정

3. 참고치

정상 공복혈당; 〈 100 mg/dL(5.6 mmol/L)

4. 참고사항

1) mg/dL의 수치를 18로 나누면 mmol/l가 된다.
2) 공복 시에 간은 2.2 mg/kg/min의 포도당을 혈중에 방출하며, 그 중 3/4은 글리코겐에서 생성되며 나머지 1/4은 당신생에 의한다. 한편 당 소비는 뇌에서 약 1/2, 근육과 적혈구가 각각 1/4씩 이용한다.
3) 포도당 부하 후 4시간 이내에 90%가 문맥에 도달하며, 약 10%는 간에서 흡수되고 나머지는 전신 순환에 도달하여 혈당을 상승시킨다. 근육에서는 11.0 mg/kg/min의 속도로 당을 흡수하며, 당부하 4시간에 혈당은 기저치로 떨어진다.

4) 공복 시 혈당(FPG : fasting plasma glucose)이 126 mg/dL 이상, 또는 고혈당의 증상이 있으면서 수시 혈당(CPG: casual plasma glucose)이 200 mg/dL 이상이면 당뇨병으로 진단한다.
5) 혈당측정기에 의한 반정량 검사는 혈당조절의 경과를 관찰하는데 유용한 방법이나 오차가 크고 기계마다 측정치의 차이가 있어 당뇨병의 진단에 이용되지는 않는다.

5. 보험규정

가. 반정량

1) 코드; C3710

2) 2008년 상대가치 점수; 13.87

나. 정량

1) 코드; C3711

2) 2008년 상대가치 점수; 22.40

참고문헌

1) American Diabetes Association 2004 Diagnosis and classification of diabetes mellitus. Diabetes Care 27:S5-S10
2) Harrison's Principles of Internal Medicine, 16th edition, p 2180
3) Harrison's Principles of Internal Medicine, 16th edition, p 2074

경구 포도당 부하검사 (Oral glucose tolerance test)

1. 검사목적

1) 당뇨병의 진단
2) 내당능장애(impaired glucose tolerance, IGT)의 진단
3) 췌장 베타세포 기능 측정

2. 검사방법 및 주의사항

1) 전날밤부터 8-14시간 금식 후 아침 공복에 실시하며 검사 3일전까지 일상적인 식사섭취 상태(당질 150 g 이상)이어야 한다. 75 g의 무수 포도당을 250-300 mL의 물에 용해시켜 5분에 걸쳐 마신다(소아에서는 당부하량을 체중 Kg당 1.75 g으로 계산하여 최대 75 g까지 투여한다). 너무 차게 하면 장운동이 촉진되어 복통이 있을 수 있으므로 실온으로 사용하는 것이 좋다.
2) 급성질환이 있는 경우에는 2주간 이상 경과 후 시행한다. 티아자이드 이뇨제, 경구피임제(에스트로겐과 프로게스테론 제제), 페니토인 등의 혈당에 영향을 주는 약제 복용은 가능하면 검사 전 3일간 복용을 중지한다.
3) 검사 전날 소주 2홉 이상의 알코올은 섭취하지 않는다.
4) 검사직전이나 검사중 흡연을 피한다.
5) 포도당 복용 전과 30, 60, 90, 120분에 채혈하여 혈당을 측정한다.

3. 참고치와 판정 기준[1)]

		정맥혈장
당뇨병 (DM)	공복시	≥126 mg/dl (≥ 7.0 mmol/l)
	2 시간	≥200 mg/d (≥ 11.1 mmol/l)
내당능장애 (IGT)	2 시간	140 mg/dl (7.8mmol/l) ~199 mg/dl(11.0mmol/l)
공복혈당장애 (IFG)	공복시	100 mg/dl(5.6 mmol/l) ~125 mg/dl (6.9 mmol/l)

[mg/dL(mmol/L)]

경구 포도당 부하검사 결과 보고

성 명		차트번호		성별 / 나이	/
병 동		검 사 일	년	월	일

검사결과

75 g Glucose load	0분	30분	60분	90분	120분
Glucose(mg/dℓ)					

100 g Glucose load	0분	60분	120분	180분
Glucose(mg/dℓ)				

판 정

정 상	
공복혈당장애(IFG)	
내당능장애(IGT)	
임신당뇨병	

판 정 의	내분비대사내과 (인)

판 정 일	년 월 일

4. 참고사항

혈당 측정은 당분해 방지제(NaF/EDTA)가 들어있는 시험관에 채혈하여 혈장을 분리(혈청으로 측정할 수 있으며 혈장 보다 낮다)한다. 4℃ 에서 24시간까지 보관할 수 있으나 80%로 혈당이 저하된다. 인슐린은 혈청에서 측정하도록 한다.

5. 임신당뇨병의 진단

1) 진단기준[1]

	mg/dL	mmol/L
100 g Glucose load		
공복	95	5.3
1 시간	180	10.0
2 시간	155	8.6
3 시간	140	7.8
75 g Glucose load		
공복	95	5.3
1 시간	180	10.0
2 시간	155	8.6

2) 참고사항

2 개 이상의 항목이 진단기준보다 높으면 임신당뇨병으로 진단

임신 24-28 주 사이에 시행

임신당뇨병의 선별검사로 식사와 무관하게 50 g 경구당부하후 1시간에 측정한 혈당이 140 mg/dL 이상이면 확진검사를 시행한다.

75 g 검사는 100 g 검사에 비해 진단의 정확성에 대한 증거가 부족함

6. 보험규정

1) 코드; F6932

2) 2008년 상대가치 점수; 149.76

3) 포도당을 5회 측정시 산정한다.

참고문헌

1) American Diabetes Association. Diagnosis and classification of diabetes mellitus. Diabetes Care 27:S5-S10, 2004

당화혈색소 (HbA1c)

1. 측정목적

당뇨병의 혈당 조절 상태를 파악 (지난 2-3개월 간의 평균 혈당치를 반영).

2. 측정원리

1) 헤모글로빈과 포도당이 비효소적으로 결합된 생성물을 소형 컬럼으로 분리하거나 고속 액체크로마토그래피법으로 측정한다.
2) 당화 혈색소에는 HbA_{Ia}, HbA_{Ib}, HbA_{1c}의 분획으로 나누어지나 HbA1c가 대부분을 차지한다.

3. 참고치[1)]

1) 3.8-6.4%
2) 혈당조절 목표 6-7% 이하 (참고사항 6.5% 미만)

4. 참고사항

1) 포도당과 단백질이 비효소적으로 결합된 반응을 Maillad 반응이라고 부르며, 화학명은 당화라고한다. 당화 혈색소는 환원당의 알데하이드기와 혈색소 β-사슬의 N 말단의 발린에 포도당이 결합된 것이다.
2) 불안정(brittle)형 당뇨병에서는 HbA1c의 약 10%에서 불안정형 분획이 증가된다.
3) HbA1c의 증가는 2,3-diphosphoglycerate(2,3-DPG)의 작용을 억제하여 조직으로의 산소방출을 감소시킨다.
4) 측정치에 영향을 주는 요인으로, 높은 치를 보이는 경우는, 신부전, 태아형 혈색소(Hb F) 증가, 약제(비타민 C, 아스피린 대량 복용), 알코올 과용후, 이상 혈색소증(Hb F 증가) 등이며 낮은 치를 보이는 경우는 유약 적혈구의 증가(용혈성 빈혈, 대출혈), 이상 혈색소증(Hb S, C)등 이다.

5. 보험규정

1) 코드; C3825

2) 2008년 상대가치 점수; 101.46

참고문헌

1) Harrison's Principles of Internal Medicine, 16th edition, A-5

2) Harrison's Principles of Internal Medicine, 16th edition, p 2162-2163.

프룩토사민 (fructosamine)

1. 측정목적

당뇨병의 조절 상태를 파악 (지난 1~2주간의 평균 혈당치를 반영).

2. 측정원리

혈청 단백과 포도당의 비효소적 결합 생성물을 비색법으로 측정한다.

3. 참고치

1) 2~2.8 mmol/L : 표준 물질로 DMF(합성 아마도리 형성물) 사용시

2) 205~285 μmol/L : 표준 물질로 glycated prolylysine 사용시

4. 참고사항

1) 프룩토사민의 60~80%는 당화 알부민에서 기원

2) NaF 첨가 혈장에서는 혈청에 비해 낮은 치를 보인다.

3) 측정치에 영향을 주는 요인으로 높은 치를 보이는 경우는 고빌리루빈 혈증(2 mg/dL에 약 10% 상승), 낮은 치를 보이는 경우는 혈청 단백 농도가 낮은 경우(소아기, 임신시, 신증후군 등). 급격한 실혈, 갑상선기능항진증 등이 있다.

5. 보험규정

1) 코드; C3970

2) 2008년 상대가치 점수; 135.96

인슐린 (immunoreactive insulin, IRI)

1. 측정목적

1) 인슐린분비능의 측정
2) 인슐린저항성의 판정
3) 저혈당증의 원인 감별

2. 측정방법

혈청에서 방사면역검사법으로 측정

3. 참고치

공복 인슐린 : 2-20 μU/mL(14.35-143.5 pmol/L)

75-g 포도당	부하 검사시 인슐린 참고치
공복시	9.7±0.76 μ U/mL
30분	57.2±4.94μ U/mL
60분	50.5±4.14μ U/mL
90분	42.5±3.28μ U/mL
120분	40.4±3.03μ U/mL

4. 참고사항

1) 사람의 인슐린은 아미노산 51개이며, 분자량 약 6,000의 펩티드 호르몬이다.
2) 인슐린 표적세포(근, 지방조직 등)에서 인슐린 작용 저하에 의한 '인슐린저항성' 으로 판단하는 인슐린치는 약 50~60 μU/ mL 이상이다.
3) 포도당불내성(glucose intolerance)과 2형 당뇨병의 초기에는 고인슐린혈증을 보이며 이러한 내인성 고인슐린혈증이 동맥경화증의 발생에 관여하는 것으로 생각되며, 당뇨병이 진행되면 인슐린치는 저하된다.
4) 유아기에는 약간 낮은 수치를 보이며 항체법으로 측정할 경우 인슐린항체가 존재하면 높은 수치를 보인다.

5) 인슐린치와 인슐린 활성도 사이에 차이가 있는 경우에는 인슐린종 또는 이상 인슐린혈증을 고려할 수 있다.

5. 보험규정

1) 코드

진단검사의학적 방법; C3410

핵의학적방법; C7341

2) 2008년 상대가치 점수

진단검사의학적 방법; 171.29

핵의학적방법; 159.89

참고문헌

1) Harrison's Principles of Internal Medicine, 16th edition, p 2154-2155

C-펩티드 (C-peptide)

1. 측정목적

1) 췌장의 인슐린분비능 측정

2) 인슐린 치료중 내인성 인슐린분비능의 측정

2. 측정방법

방사면역측정법

3. 참고치

1) 공복 C-펩티드 : 0.78-1.89 ng/mL(0.26-0.62 nmol/L)

2) 글루카곤 1 mg 정맥주사 6분 후 : 4～10 ng/mL

3) 75g GTT ; 30분 6.1±1.9
60분 6.1±1.7
90분 5.4±1.4
120분 4.9±1.7

3) 소변 : 34~70 μg/g creatinine

4. 참고사항

1) 인슐린 주사를 맞는 경우나 인슐린 항체가 있는 경우에도 내인성 인슐린분비능을 파악할 수 있다.
2) 1형 당뇨병에서 혈중 C-펩티드는 0.5 ng/mL 미만 요중 C-펩티드는 10~20 μg/일 미만이며, 조절 불량한 2형 당뇨병에서 저하되고 조절후 증가하므로 1회 측정만으로 판정해서는 안 된다.
3) 신기능이 저하된 예에서는 혈중 C-펩티드가 증가되나 요중 C-펩티드는 저하된다.
4) 인슐린이나 경구 혈당강하제를 다량 투여한 의인저혈당(factitious hypoglycemia)에서 인슐린은 증가되나 C-펩티드는 정상이다.

5. 보험규정

1) 코드

진단검사의학적 방법; C3430

핵의학적방법; C7343

2) 2008년 상대가치 점수

진단검사의학적 방법; 189.90

핵의학적방법; 179.87

참고 문헌

1) Larsen: Williams Textbook of Endocrinology, 10th ed, p 1443

전구인슐린 (Proinsulin)

1. 측정 목적

1) 베타세포의 기능이상 판단
2) 인슐린종 감별

2. 참고치

6.4~9.4 pmol/ml (효소면역측정법, emzyme immunoassay-EIA)

3. 참고사항

인슐린에 대한 표준방사면역측정법에 사용되는 대부분의 항인슐린혈청은 전구인슐린과 교차반응을 나타내며, 사람 췌장에서 추출한 면역반응 인슐린의 3~5% 정도는 전구인슐린이다.

정상인에서 전구인슐린은 공복시 혈청 인슐린의 20% 미만이나 2형 당뇨병에서는 20-30%, 인슐린종 환자에서는 30~39%를 차지한다. 당뇨병 환자에서 전구인슐린의 증가는 췌장 베타세포가 스트레스 상태에 있음을 의미하며 인슐린분비능이 떨어질수록 전구인슐린의 비율이 증가한다.

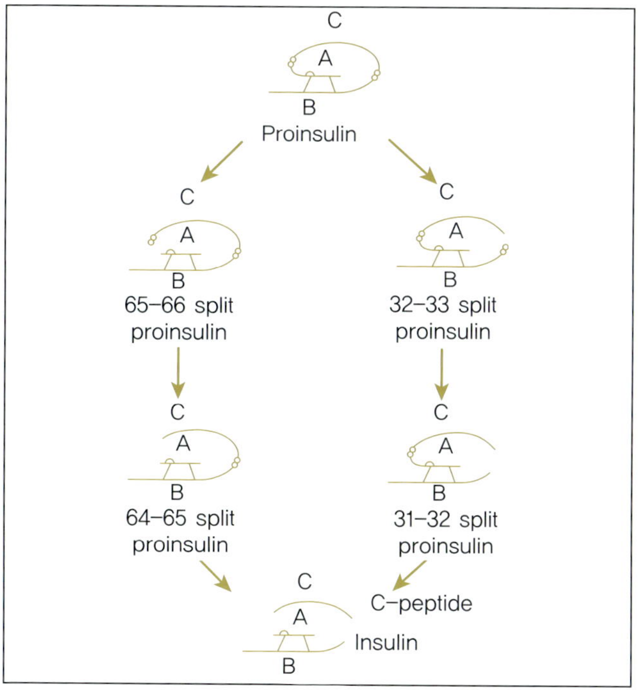

4. 보험규정

비급여

참고문헌

1) 임상 내분비학. p338-341

2) Pickup & Williams Textbook of Diabetes, 3rd edition, 35.10

미세알부민뇨 (Microalbuminuria)

1. 측정목적

당뇨신증의 조기진단 및 진행을 평가

2. 미세알부민뇨(microalbuminuria)의 정의

1) 24시간 소변에서 30~300 mg의 알부민 배출

2) 무작위뇨(random urine)에서 30-300 μg/mg (microalbumin/creatinine)

3) 일반 소변 검사 용지에서 검출 안됨

3. 측정 방법

1) 무작위뇨에서 알부민: 크레아티닌 비

2) 24시간 소변 측정, 청소율 동시 측정

3) 일정시간 수변 수집 (4시간 혹은 밤사이)

Category	Spot collection (μg/mg creatinine)	24-h collection (mg/24 h)	Timed collection (μg/min)
Normal	< 30	< 30	< 20
Microalbuminuria	30-299	30-299	20-199
Clinical albuminuria	≥300	≥300	200

4. 참고사항

1) 1형 당뇨병 환자에서는 진단 이후 5년 후 부터 검사하기 시작하며, 2형 당뇨병 환자는 진단되는 즉시 검사해야 한다. 또한, 미세알부민뇨의 진단에서 중요한 점은 반복하여 알부민 배설량을 측정하는 것이다. 이것은 요중 알부민 배설량이 날짜에 따라 변동이 있으므로, 3-6개월 간격으로 3번 검사하여 2번 이상 검출되었을 때 진단할 수 있다.[2]
2) 운동, 고혈압, 기립, 탈수, 고혈당, 식이, 요로감염, 전신질환, 월경중, 및 오염 등에 의해 증가된다. 중증 고혈당으로 소변양이 많을 때는 위음성이 될 수 있다.

5. 보험규정

가. 정성

1) 코드; C2301

2) 2008년 상대가치 점수; 13.56

나. 정량

1) 코드

진단검사의학적 방법; C2302

핵의학적방법; C7230

2) 2008년 상대가치 점수

진단검사의학적 방법; 201.90

핵의학적방법; 183.21

참고문헌

1) Harrison's Principles of Internal Medicine, 16th edition, p 2164.

2) Harrison's Principles of Internal Medicine, 16th edition, p 2165.

항 ICA 512항체 (anti ICA 512 antibody)
항 췌도세포 세포질항체 (anti-islet cell cytoplasmic antibody)
췌도세포항체 (islet cell antibody, ICA)
췌도세포표면항체 (islet cell surface antibody, ICSA)

1. 측정목적

1) 1형 당뇨병의 진단

2) 췌도 파괴의 면역학적 진단

2. 참고사항[1)]

1) 정상인의 98% 이상에서 음성.

2) 발병직후 1형 당뇨병의 약 80%에서 양성이며, 발병 1년 이내 1형 당뇨병의 약 50%에서 양성

3) 전체 1형 당뇨병의 약 15%에서 양성

4) 우리나라 2형 당뇨병의 7.05%에서 양성

5) 최근 효소면역측정법이 개발되어 이용되고 있으며, 항체 형성과 관련된 항원 단백에 대한 방사면역검사법도 개발되어 있다.

3. 보험규정

가. 항 ICA 512항체

1) **코드;** CX445

2) **2008년 상대가치 점수;** 1,888.37

나. 항 췌도세포 세포질항체

1) **코드;** CX446

2) **2008년 상대가치 점수;** 122.08

참고문헌

1) Harrison's Principles of Internal Medicine, 16th edition, p 2156

글루타민산탈탄산효소항체 (glutamic acid decarboxylase[GAD] antibody)

1. 측정목적

1) 1형 당뇨병의 진단
2) 췌도 파괴의 면역학적 진단

2. 측정방법

1) 글루타민산탈탄산효소항체는 방사면역검사법으로 측정된다.
2) 돼지의 뇌에서 정제한 글루타민산탈탄산효소항체(글루타민산탈탄산효소65항체와 글루타민산탈탄산효소67항체를 포함)를 ^{125}I로 표지하고, 항원-항체 복합물의 방사활성을 측정하는 방법이다. 글루타민산탈탄산효소65항체, 글루타민산탈탄산효소67항체 cDNA를 시험관에서 전사시켜 생성된 글루타민산탈탄산효소65항체, 글루타민산탈탄산효소67항체를 표지하여 환자 혈청과 면역침전된 글루타민산탈탄산효소65항체, 글루타민산탈탄산효소67항체의 방사 활성을 측정하는 방사리간드 검사법도 있다.

3. 참고사항

1) 발병 초기 1형 당뇨병환자에서 글루타민산탈탄산효소65항체는 60~70%, 글루타민산탈탄산효소67항체는 10~20%에서 양성을 나타낸다. 글루타민산탈탄산효소65항체가 양성인 경우에만 글루타민산탈탄산효소67항체가 양성을 나타내고, 글루타민산탈탄산효소65항체의 항체가가 높은 환자 혈청에서 글루타민산탈탄산효소67항체가 양성을 나타낸다. 이러한 사실은 글루타민산탈탄산효소67항체는 글루타민산탈탄산효소65항체와 교차반응일 가능성이 크고, 글루타민산탈탄산효소67항체만 측정하는 것은 임상적 의의가 적다. 따라서 1형 당뇨병에서 출현하는 글루타민산탈탄산효소항체는 주로 글루타민산탈탄산효소65항체라고 생각된다.
2) 글루타민산탈탄산효소항체가 양성인 환자 혈청에서는 췌장의 다른 자가항체(ICA, IAA, ICA512 항체)도 양성을 나타낸다.
3) 1형 당뇨병은 췌장 베타세포가 자가 면역기전에 의해 특이적으로 파괴되어 인슐린의 절대적 부족을 일으키는 질환이다. 지금까지 췌도세포항체(islet cell antibody, ICA), 췌도 분자량

64kDa 단백에 대한 자가 항체(64KD 항체), 인슐린자가항체(insulin autoantibody, IAA) 등은 1형 당뇨병의 진단에 중요한 지표로서 알려져 왔다. 그중 64KD 항체에 대한 항원이 GABA 합성 효소인 글루타민산탈탄산효소(glutamic acid decarboxylase, GAD)라는 것이 보고되었다.

4) 글루타민산탈탄산효소항체에는 2개의 동족체(isoform)가 존재하며, 585개와 594개의 아미노산으로 구성된 분자량 65kDa와, 분자량 67kDa의 글루타민산탈탄산효소65항체 및 글루타민산탈탄산효소67항체에서 아미노산은 65%의 상동성을 나타낸다. 사람의 뇌에는 글루타민산탈탄산효소65항체와 글루타민산탈탄산효소67항체가 발현하고, 췌장 베타세포에는 글루타민산탈탄산효소65항체가 주로 발현하고 있다.

5) 발병 초기에 글루타민산탈탄산효소항체의 양성률은 60~90%이며, 글루타민산탈탄산효소항체가 음성인 경우에도 다른 췌장 자가항체(ICA, IAA, ICA512 항체)가 양성인 경우가 있다. 즉 글루타민산탈탄산효소항체가 모든 항체를 반영하는 것이 아님을 염두에 두어야 한다.

6) 2형 당뇨병환자(특히 식사요법과 경구혈당강하제로 조절되고 있는)에서 글루타민산탈탄산효소항체가 양성을 나타내면 장차 1형 당뇨병으로 진행되는지 관찰해야 한다.

7) 글루타민산탈탄산효소항체는 1형 당뇨병의 진단과 예상 지표로 유용하다. 그러나, 다른 췌장 자가항체(ICA, IAA, ICA512/IA-2항체 등)를 조합하면 보다 확실한 진단과 예측을 할 수가 있다.

4. 보험규정

1) 코드

진단검사의학적 방법; CX441

핵의학적방법; CX744

2) 2008년 상대가치 점수

진단검사의학적 방법; 868.57

핵의학적방법; 868.56

참고문헌

1) Harrison's Principles of Internal Medicine, 16th edition, p 2156

항 인슐린항체 (anti-insulin antibody)

1. 측정목적

1) 인슐린저항성의 검색
2) 인슐린자가면역증후군(insulin autoimmune syndrome)의 진단

2. 참고치

7% 이하

3. 증가하는 경우

1) 인슐린제제로 치료중인 당뇨병
2) 인슐린자가면역증후군
3) 1형 당뇨병의 발생 직후(인슐린 사용 전)
4) 인슐린알러지의 일부
5) 약제(메치마졸, 타치온, 페니실아민 등)

4. 참고사항

1) 인슐린 치료 중에 예기치 않은 저혈당 발작이나 인슐린 저항성이 증가될 때 항체의 존재를 고려할 수 있다.
2) 1형 당뇨병의 가족력이 있는 사람에서 당뇨병 발생의 위험성은 이 항체가 존재하는 경우에 높다.

5. 보험규정

1) 코드

진단검사의학적 방법; CX444
핵의학적방법; CX745

2) 2008년 상대가치 점수

진단검사의학적 방법; 224.58
핵의학적방법; 224.58

참고문헌

1) Harrison's Principles of Internal Medicine, 16th edition, p 2156

글루카곤 (Glucagon)

1. 측정목적

글루카곤종(glucagonoma)의 진단

2. 참고치

60~120 mg/dL

3. 참고사항

1) 운동과 장기간의 금식에 의해 증가
2) 연령 증가에 의한 변동은 적다.
3) 뇌하수체 기능저하증, 애디슨병, 만성췌장염, 글루카곤 결핍증 등이 있을 때 감소하며, 글루카곤종(〉 500 pg/mL), 다발내분비종양 I형, 급성췌장염, 심근경색증, 쿠싱증후군, 간경변증 ,당뇨병, 만성신부전증 등이 있을 때 증가한다.

4. 보험규정

1) 코드

진단검사의학적 방법; C3440

핵의학적방법; C7343

2) 2008년 상대가치 점수

진단검사의학적 방법; 179.60

핵의학적방법; 179.87

참고문헌

1) Harrison's Principles of Internal Medicine, 16th edition, p 2181.

케톤체 (ketone body)

1. 측정목적

1) 케톤산혈증의 진단

2) 초저열량 식이요법에 의한 비만증 치료에서 기아상태 판정

2. 참고치

1) 아세토아세트산(acetoacetate) : 27~61 μM(효소법), 53~77 μM(비색법)

2) 3-하이드로부틸산(3-hydroxybutyric acid) : 26~92 μM(효소법), 70~104 μM(비색법)

3) 총 케톤체 〈 200 μM 이면 정상

〉 1,000 μM(1 mM) 이상이면 케톤혈증

〉 3~5 mM 이상이면 케톤산혈증

3 참고사항

1) 혈중 케톤체는 아침 공복시에도 증가되며, 이것은 생체내 에너지대사가 당질에 비해 지방산이 많이 이용되고 있음을 의미한다.

2) 요중 케톤체의 정성 검사지인 케토스틱은 아세톤과 아세토아세트산에만 반응한다.

당뇨병케톤산증(diabetic ketoacidosis, DKA)과 비케톤성고삼투압증후군(non-ketotic hyperosmolar syndrome)의 주요 검사 소견

검사항목	당뇨병케톤산증	비케톤성고삼투압증후군
요케톤	1+~ 3+	-~1+
혈액 pH	〈 7.3	7.3~7.4
혈청Na	〈 145 mEq/L	〉 150 mEq/L
혈장삼투압	〉 300 mOsm/L	〉 350 mOsm/L
혈당	300~1,000 mg/dL	600~1,600 mg/dL
혈중 총케톤	2 mM/L 이상	2 mM/L 이하

4. 보험규정

가. 케톤체

1) 코드; C3860

2) 2008년 상대가치 점수; 73.84

나. 케톤체분획분석

1) 코드; CX271

2) 2008년 상대가치 점수; 239.28

참고문헌

1) Harrison's Principles of Internal Medicine, 16th edition, p 2159.

인슐린 잠금법 (insulin clamp test)

1. 검사목적

인슐린저항성 진단

2. 검사원리

외부에서 인슐린을 투여하여 혈중 인슐린 농도를 올려주면 체내 포도당 이용율은 증가하고 간에서 포도당 생성율은 하강하여 혈당이 떨어진다. 이때 외부에서 포도당을 투여하면 포도당 이용율과 포도당 생성율의 차이를 보충해주면 혈당이 일정하게 유지된다. 만약 혈중 인슐린을 충분히 높여(hyperinsulinemic)주면 간의 포도당 생성율이 완전히 억제되어 체내 포도당 생성율은 포도당 주입량과 동일하게 되므로 체내 포도당 생성율을 측정하여 인슐린에 대한 감수성을 평가할 수 있다.

3. 검사방법

1) 검사자의 준비사항

① 식사 : 검사 3일전부터 탄수화물 200g 이상을 함유하는 식사를 섭취하도록 한다.

② 포도당 이용율에 영향을 미칠 수 있는 약제 또는 다른 질환의 유무를 확인한다.

③ 약 12시간 정도 금식을 유지하고, 검사는 아침 8시경 시작한다.

④ 한쪽 팔에 인슐린과 포도당을 주입하기 위해 3-way가 연결된 정맥 삽입관을 상박 정맥에 삽입한다.

⑤ 반대편 팔에는 채혈을 위해 3-way가 연결된 역행(retrograde) 정맥 삽입관을 정맥에 삽입한다. 동맥혈화한(arterialized) 혈액을 채취하기 위해 혈액을 채취할 팔은 60-70℃로 따뜻하게 한다.

2) 인슐린의 주입

① 혈장 인슐린 농도를 약 100 uU/ml 정도로 유지한다.

② 생리식염수(0.9% NaCl)에 인슐린을 혼합하여 10분간 priming 한 후 40 mU/m²/min 속도로 110분 동안 주입한다.

Insulin prime during euglycemic insulin clamp

Time(min)	Insulin infusion rate(mU/m²/min)
0–1	127.6
1–2	113.6
2–3	101.2
3–4	90.2
4–5	80.2
5–6	71.4
6–7	63.6
7–8	56.8
7–8	56.8
8–9	50.4
9–10	45.0
10–120	40.0

③ 인슐린은 속효성 인슐린을 사용하고 300 mU/ml 정도 되도록 희석한다. 예로 휴물린 R, 또는 노보린 R 40 unit을 100cc 생리식염수에 희석하면 400 mU/ml의 농도가 된다.

④ 인슐린이 유리기구나 플라스틱 표면에 달라붙는 것을 방지하기 위해 50 ml 당 2 ml의 환자의 피를 섞는다.

3) 포도당의 주입

① 목표 혈당은 90 mg/dl로 설정한다.

② 포도당 주입은 인슐린 주입 시작후 약 4분후부터 시작한다.

③ 포도당의 주입속도는 계산식에 의해 조절한다. 계산에 의해 주입속도가 구해지기 전까지는 경험적으로 2.0 mg/kg/min으로 시작한다. 10분째는 2.5 mg/kg/min으로 증량한다.

④ 매 5-10분 간격으로 채혈하고, 채혈한 혈액은 즉시 혈청을 분리하여 포도당을 측정하고 나머지 혈청은 냉동하였다가 인슐린을 측정한다.

⑤ 인슐린과 포도당을 총 24회 측정한다.

⑥ 계산식을 이용하여 M-값(glucose metabolism rate, mg/kg/min)을 계산한다.

4. 결과판정

1) M : 체내 포도당 이용율 (glucose metabolism rate, mg/kg/min)

= 포도당 주입율 - 소변 포도당 소실량 - 공간교정

소변 포도당 소실량; '0' 로 가정

공간교정(space correction); $\dfrac{[\text{후기혈당(mg/dL)-전기혈당}] \times 10 \times [0.19 \times \text{체중(kg)}]}{20 \times \text{체중}}$

전기혈당과 후기혈당은 20분부터 20분 간격으로 측정한 전후 혈당을 사용한다.

M 값은 보통 검사시작 20분부터 120분까지 20분간격으로 5개의 M 값의 평균을 뜻하나 일반적으로 안정상태가 최적인 100-120분 사이의 값을 많이 사용한다.

2) M/I ratio (I; plasma insulin concentration)

5. 참고사항

1) 인슐린저항성을 진단하는 가장 정확한 표준방법

2) 정맥에서 혈액을 채취할 때 따뜻하게 하지 않으면 인슐린을 투여하면 조직의 포도당 섭취가 증가하여 정맥의 포도당 농도가 동맥에 비해 의미있게 감소하게 되므로 정맥 포도당 농도를 기준으로 인슐린을 투여할 경우 동맥의 포도당 농도는 과다하게 증가하여 피검자의 내인성 인슐린 분비가 자극받아 검사에 영향을 미칠 수 있다.

<table>
<tr><th colspan="6">인슐린 잠금법 결과 보고</th></tr>
<tr><td>성 명</td><td></td><td>차트번호</td><td></td><td>성별 / 나이</td><td>/</td></tr>
<tr><td>병 동</td><td></td><td>검 사 일</td><td colspan="3">년 월 일</td></tr>
<tr><td>검사결과</td><td colspan="5">

	기초	10분	20분	25분	30분	35분	40분	45분	50분	55분	60분	65분
Insulin(μU/㎖)												
Glucose(㎎/㎗)												
Glucose 주입량 mg/kg/min)												

	70분	75분	80분	85분	90분	95분	100분	105분	110분	115분	120분
Insulin(μU/㎖)											
Glucose(㎎/㎗)											
Glucose 주입량 mg/kg/min)											

</td></tr>
<tr><td>판 정</td><td colspan="5">Rd (평균주입량) = ( ) mg/kg/min</td></tr>
<tr><td>판 정 의</td><td colspan="5">내분비대사내과 (인)</td></tr>
<tr><td></td><td></td><td></td><td>판 정 일</td><td colspan="2">년 월 일</td></tr>
</table>

6. 보험규정

1) 코드; F6941

2) 2008년 상대가치 점수; 421.05

3) 인슐린 및 포도당 24회 측정시 산정한다.

참고문헌

1) DeFronzo RA, Tobin JD, Andres R. Glucose clamp technique: A method for quantifying insulin secretion and resistance. Am J Physiol 237:E214-223, 1979

2) 장연진. 인슐린 감수성의 측정방법. 당뇨병 15:23-33, 1991

정맥포도당부하검사 (intravenous glucose tolerance test, IVGTT)

1. 검사목적

인슐린저항성 검사

2. 검사방법

1) 피검자는 금식 상태로 준비
2) 한쪽 팔에 인슐린과 포도당을 주입하기 위해 정맥 삽입관을 삽입하고 반대편 팔에는 채혈을 위한 역행 정맥 삽입관을 삽입한다. 동맥혈화한(arterialized) 혈액을 채취하기 위해 혈액을 채취할 팔은 40℃로 따뜻하게 한다.
3) 혈당과 인슐린의 기저치 측정을 위한 채혈을 한다.
4) 300 mg/kg의 포도당을 50% 포도당 용액으로 1 분에 걸쳐 주입한다.
5) 2, 4, 8, 19, 22, 30, 40, 50, 70, 90, 180 분에 혈당과 인슐린 측정을 위한 채혈을 한다.
6) 20 분에 인슐린(4-8 mU/kg/min over 5 min)을 주입하면 검사의 민감도를 높일 수 있다.

<table>
<tr><th colspan="6">정맥포도당부하검사 결과 보고</th></tr>
<tr><td>성　　명</td><td></td><td>차트번호</td><td></td><td>성별 / 나이</td><td>/</td></tr>
<tr><td>병　　동</td><td></td><td>검 사 일</td><td colspan="3">년　　　월　　　일</td></tr>
<tr><td>검사결과</td><td colspan="5">

	기초	2min	4min	8min	19min	22min
Insulin(μU/mℓ)						
Glucose(mg/dℓ)						

	30min	40min	50min	7min	90min	180min
Insulin(μU/mℓ)						
Glucose(mg/dℓ)						

</td></tr>
<tr><td>판　　정</td><td colspan="5"></td></tr>
<tr><td>판 정 의</td><td colspan="5">내분비대사내과　　　　　　　　(인)</td></tr>
<tr><td colspan="3"></td><td>판 정 일</td><td colspan="2">년　　월　　일</td></tr>
</table>

3. 판정기준

1) 인슐린 분비는 3~10분에 최고치에 이르며 이때 40 μU/mL 이하는 반응저하, 140 μU/mL 이상은 과잉반응이다. 혈당치를 반대수 그래프에 표시하여 당뇨병 진단 지표의 하나로 K 값을 계산한다.

$$K=0.693/T1/2$$

K값의 정상치는 14~2.0 이며, 당뇨병에서는 1.1 이하이다.

2) S_I(insulin sensitivity index), S_G, 인슐린 분비 상태(1st and 2nd phases of insulin release)를 계산하기위한 SAAM II 프로그램을 http://depts.washington.edu/saam2/에서 내려받을 수 있다.

4. 보험규정

1) 코드; F6942

2) 2008년 상대가치 점수; 423.00

3) 인슐린 및 포도당 20회 측정시 산정한다.

참고문헌

1) Pickup & Williams Textbook of Diabetes, 3rd edition, 35.6-35.7

인슐린 분비자극검사 (insulin secretion stimulating test)

1. 검사목적

인슐린분비능 판정

2. 검사방법

1) 공복상태에서 검사

2) 혈당, 인슐린, C-펩티드의 기처치를 위한 채혈

3) 인슐린 및 C-펩티드 분비를 자극하기위한 방법들

① 포도당 75 g 경구투여 30, 60, 90, 120 분후 혈당과 인슐린 측정
② 글루카곤 1 mg 정맥투여 6 분후 혈당, 인슐린, C-펩티드 측정
③ 표준식사 2 시간후 혈당, 인슐린, C-펩티드 측정

3. 참고사항

1) Insulinogenic index(30') = (ins30'-ins0')/(glu30'-glu0')[3]
포도당 부하 30분 후 혈당(mg/dL) 증가폭에 대한 인슐린(μU/mL)의 증가폭의 비
2) Insulinogenic index(120') = △AUCins/△AUCglu (AUC; area under the curve)[4]
3) 식사후와 공복 C-peptide의 차가 0.3 ng/mL 미만이면 인슐린치료가 필요한 경우가 대부분이다.

4. 보험규정

1) 코드; F6931
2) 2008년 상대가치 점수; 125.74
3) 인슐린 및 C-펩티드를 2회 측정시 산정한다.

참고문헌

1) Vague P, Nguyen L. Rationale and methods for the estimation of insulin secretion in a given patient. Diabetes 51:S240-244, 2001
2) Albareda M, Rodriguez-Espinosa J, Muru해 M, Leiva A, Corcoy R. Assessment of insulin sensitivity and beta-cell function form measurements in the fasting state and during an oral glucose tolerance test. Diabetologia 43:1507-1511, 2000
3) Seltzer HS, Allen W, Herron AL, Brennan MT. Insulin secretion in response to glycemic stimulus: Relation of delayed initial release to carbohydrate intolerance in mild diabetes mellitus. J Clin Invest 46:323-334, 1967
4) Drivsholm T, Hansen T, Urhammer SA et al. Assessment of insulin-sensitivity and beta cell function from an oral glucose tolerance test. Diabetolgia 42 [Suppl 1] A 185, 1999

인슐린 분비자극검사 결과 보고

성 명		차트번호		성별 / 나이	/
병 동		검 사 일	년 월 일		

검사결과

자극의 종류 포도당부하 ( ) Glucagon ( ) 표준식사 ( )

	0분	6분	30분	120분
Glucose(mg/dℓ)				
C-peptide(ng/mℓ)				
Insulin(μU/mℓ)				

판 정

판 정 의	내분비대사내과 (인)
판 정 일	년 월 일

지속성 금식검사 (prolonged starvation test)

1. 검사목적

인슐린종의 진단

2. 검사방법

1) 물만 마시는 상태로 72시간동안 금식하면서 3시간마다 혈당과 인슐린, C-펩티드를 측정한다.
2) 저혈당 증상이 나타나거나 혈당치가 40 mg/dL 이하로 떨어지면 중지한다.
3) 3일째에도 혈당이 저하되지 않는 경우에는 4일째에 운동 부하를 시도하며, 5일째에는 유발식(당질 50 g, 단백질 50 g, 지방질 90 g, 1,200 kcal)과 운동부하를 실시한다.
4) 저혈당 증상이 일어나면 포도당을 투여하고 검사를 종료한다.

3. 부작용과 대책

밤사이 저혈당을 일으키면 특히 위험하므로 필히 모든 경과를 충분히 감시하에 검사를 시행해야한다. 저혈당 증상이 있으면 채혈 후 즉시 포도당을 투여한다.

4. 판정기준

인슐린종의 75%에서 24시간 내에 저혈당이 발생하며, 98%에서는 48시간 내에 저혈당이 된다. 정상인에서는 혈당 40 mg/dL 이하가 되면 IRI는 10 μU/mL 이하로 억제되나, 인슐린종에서는 20~40 μU/mL 정도이다.

5. 참고사항

인슐린종의 진단과정

저혈당

↓

반응성 저혈당의 제외

↓

공복시

인슐린/공복혈당 〉 0.3

C-펩티드 〉 0.9 ng/mL

↓

24~36시간의 금식 시험에 의해 저혈당 유발

↓

인슐린종의 가능성이 높고 국소진단(localization) 실시

1) 복부 초음파 검사

2) 복부 컴퓨터 단층촬영

3) 자기공명 영상

4) 문맥혈 채혈

6. 보험규정

1) **코드;** F6933

2) **2008년 상대가치 점수;** 130.16

3) **인슐린 및 포도당 7회, C-펩티드를 2회 측정시 산정한다.**

참고문헌

1) Harrison's Principles of Internal Medicine, 16th edition, p 2184

2) Harrison's Principles of Internal Medicine, 16th edition, p 2185

지속성 금식검사 결과 보고					
성 명		차트번호		성별 / 나이	/
병 동		검 사 일	년 월 일		
검사결과					

	0hr	12hr	24hr	36hr	48hr	60hr	72hr 또는 저혈당
Glucose(mg/dℓ)							
Insulin(μU/mℓ)							
C-peptide(ng/mℓ)		/	/	/	/	/	

판 정	
판 정 의	내분비대사내과 (인)

판 정 일	년 월 일

C-펩티드 분비억제검사 (C-peptide suppression test)

1. 검사목적

인슐린종의 진단

2. 검사방법

1) 아침 공복에 속효성 인슐린 0.125 U/kg를 60분 동안 주입한다.

2) 반대편 팔에서 0, 30, 60, 90, 120분에 채혈하여 포도당, 인슐린, C-펩티드를 측정한다.

3. 판정기준

정상인에서 C-펩티드가 30분에 75% 감소하고 60분 이후에 100% 감소된다.

인슐린종에서는 14~61%로 감소폭이 적다.

4. 참고사항

인슐린에 대한 반응은 연령 및 체중에 따라 차이가 크고, 중증 저혈당이 발생될 수 있으며, 최근 인슐린종의 영상진단의 발전으로 많이 시행되지 않는 검사이다.

5. 보험규정

1) 코드; F6934

2) 2008년 상대가치 점수; 127.91

3) C-펩티드 및 포도당 7회 측정시 산정한다.

참고문헌

1) Service F, O'Brien P, Kao P, et al. C-peptide suppression test: Effects of gender, age, and body mass index; implications for the diagnosis of insulinoma. J Clin Endocrinol Metab 74:204-210, 1992

<table>
<tr><td colspan="6">C-펩티드 분비억제검사 결과 보고</td></tr>
<tr><td>성　　명</td><td></td><td>차트번호</td><td></td><td>성별 / 나이</td><td>/</td></tr>
<tr><td>병　　동</td><td></td><td>검 사 일</td><td colspan="3">년　　　월　　　일</td></tr>
<tr><td>검사결과</td><td colspan="5">

	0분	10분	20분	30분	40분	50분	60분
Glucose(mg/dℓ)							
C-peptide(ng/mℓ)							

</td></tr>
<tr><td>판　　정</td><td colspan="5"></td></tr>
<tr><td>판 정 의</td><td colspan="5">내분비대사내과　　　　　(인)</td></tr>
<tr><td colspan="3"></td><td>판 정 일</td><td colspan="2">년　　월　　일</td></tr>
</table>

HOMA (Homeostasis model assessment)
QUICKI (Quantitative insulin sensitivity check index)

1. 측정 목적

인슐린저항성 측정 (HOMA-R, QUICKI)

인슐린분비능 측정

2. 측정 방법

HOMA-R : [fasting insulin(mU/L) × fasting glucose(mmol/L)]/ 22.56

HOMA β-cell function : [20 × fasting insulin(mU/L)]/[fasting glucose(mmol/L)-3.5]

QUICKI : 1/[log fasting insulin(mU/L) +log fasting glucose(mmol/L)]

3. 참고사항

높은 HOMA-R은 높은 인슐린 저항성을 나타낸다.

높은 HOMA β-cell function은 높은 인슐린 분비능을 나타낸다.

높은 QUICKI는 낮은 인슐린 저항성을 나타낸다.

4. 보험규정

없음

참고문헌

1) Albareda M, Rodriguez-Espinosa J, Muru해 M, de Leiva A, Corcoy R. Assessment of insulin sensitivity and beta-cell function from measurements in the fasting state and during an oral glucose tolerance test. Diabetologia 43:1507-1511, 2000

2) Bonora E, Targher G, Alberiche M, Bonadonna RC, Saggiani F, Zenere MB, Monauni T, Muggeo M. Homeostasis model assessment closely mirros the glucose clamp technique in the assessment of insulin sensitivity: studies in subjects with various degrees of glucose tolerance and insulin sensitivity. Diabetes care. 23;57-63, 2000

3) Pickup & Williams Textbook of Diabetes, 3rd edition, 35.8-35.9

K_{ITT} (K index of the short insulin tolerance test)

1. 측정 목적

1) 인슐린저항성 측정
2) 분당 혈장 포도당 농도의 감소 정도를 %/min 로 표시함.

2. 측정 방법

1) 한쪽 수부정맥에 20G 카테터를 역방향으로 삽입하고 3-way를 이용하여 채혈에 이용하고 생리식염수를 서서히 정주하여 혈관이 막히는 것을 방지한다.
2) 반대편 전박정맥에는 20G 카테터를 정방향으로 삽입하고 인슐린 주사 및 검사 종료 후 포도당을 정주하는데 사용한다.
3) 안정된 상태에서 미리 100배로 희석해 놓은 속효성 인슐린 0.1U/ kg 용량으로 전박정맥에 주입 후 반대편 수부정맥에서 0, 3, 6, 9, 12, 15분 후의 포도당을 측정한다.
4) 저혈당을 막기 위해 15분 채혈 후 곧바로 20% 포도당 100 ml를 정주하며 혈액은 곧바로 원심분리하여 포도당 농도를 측정한다.

   K_{ITT} (%) = (0.693/ t1/2) × 100

   $t_{1/2}$: half-life of plasma glucose decay

3. 참고사항

1) 12시간 공복상태에서 시행한다.
2) 낮은 K_{ITT} (insulin-sensitivity index)는 인슐린 저항성이 높음을 나타낸다.

4. 보험규정

없음

참고문헌

1) 박석원, 윤용석, 안철우, 남재현, 권석호, 송민경, 한설혜, 차봉수, 송영득, 이현철, 허갑범. 인슐린저항성의 평가에 있어서 단시간 인슐린 내성검사의 유용성-정상혈당 클램프 검사와 비교. 당뇨병 22권 2호 199-208, 1998
2) Matsumoto K, Miyake S, Yano M, Ueki Y, Miyazaki A, Hirao K, Tominaga Y. Insulin resistance and classic risk factors in type 2 diabetic patients with different subtypes of ischemic stroke. Diabetes Care 22: 1191-1195

Kɪᴛᴛ 검사 결과 보고					
성 명		차트번호		성별 / 나이	/
병 동		검 사 일	년 월 일		
검사결과					
판 정					
판 정 의	내분비대사내과 (인)				

	0분	3분	6분	9분	12분	15분
Glucose(㎎/dℓ)						

판 정 일	년 월 일

Chapter 08

부갑상선 호르몬과 골대사 기능검사

부갑상선호르몬 (parathyroid hormone)

1. 측정목적

1) 부갑상선 기능이상의 진단
2) 고칼슘혈증의 감별진단

2. 참고치[1)]

10-60 ng/L, 10-60 pg/ml

부갑상선호르몬농도와 칼슘치를 이용한 감별진단

	부갑상선호르몬 증가	부갑상선호르몬 감소
칼슘 증가	일차성 부갑상선기능항진증	악성종양 비타민 D 중독증
칼슘 저하	이차성 부갑상선기능항진증 위성 부갑상선기능저하증	특발성 부갑상선기능저하증 수술후 부갑상선기능저하증 저마그네슘혈증

3. 검체의 채취와 취급

아침공복시 혈청 혹은 EDTA 혈장

4. 측정치에 영향을 주는 요인

1) 부갑상선호르몬은 박동적으로 분비되며 1회 검사에 의해 이상치를 발견하지 못하는 경우가 있음.
2) 일중 변동: 부갑상선호르몬(1-84)은 저녁(16-19시)과 새벽(2-6시)에 최고치에 도달.
3) 식사: 다량의 칼슘이나 인 섭취에 의한 영향은 적음.
4) 약제: 비타민 D, 칼시토닌, 대량의 인산, 당류코르티코이드, 리치움, 알루미늄, 글루카곤 등에 영향을 받음.
5) 운동, 체위: 큰 영향 없음.
6) 연령: 연령 증가에 따라 증가.

5. 참고사항

1) 부갑상선호르몬은 비타민D와 함께 세포외액의 칼슘농도를 결정하는 중요한 호르몬이다. 부갑상선에서 전구체 형태 (preproparathyroid hormone, 115 아미노산)로 생산되며, 부갑상선 내에서 25개의 아미노산이 절단된 후 전구호르몬(prohormone)이 되고 이어 6개의 아미노말단이 제거되어 활성-부갑상선호르몬(intact-PTH, 1-84) 형태로 분비된다. 부갑상선호르몬의 생물학적 활성은 아미노말단(amino-terminal fragment)의 1-34 분절에만 있으며 중간부위(middle-)와 카르복시말단(carboxy-terminal fragment)에는 생물학적 활성이 없다. 간과 신장에서 부갑상선호르몬(1-84)의 말초대사(proteolysis)가 이루어지며 이때 카르복시말단이 생산된다. 신장에서는 또한 카르복시말단의 제거가 이루어진다. 부갑상선에서 주로 분비되는 호르몬의 형태는 부갑상선호르몬(1-84)이지만 고칼슘혈증 상황에서는 부갑상선세포 내 절단과정을 거쳐 카르복시말단이 같이 분비될 수 있다. 혈중에 아미노말단 형태의 호르몬이 존재하는지는 확실하지 않으며 체내에 순환하는 주요 형태는 부갑상선호르몬(1-84)과 카르복시말단이다.
2) 활성이 없는 중간부위와 카르복시말단은 신장에서 제거되기 때문에 이들 부위에 선택적인 항체를 이용한 방사면역검사법으로는 신부전의 경우 호르몬 농도가 과다하게 측정될 수 있다. 또한 고칼슘혈증 상황에서 부갑상선에서 과다하게 분비되는 카르복시말단에 의하여 호르몬농도가 높게 측정될 수 있다. 따라서 현재는 아미노말단 및 카르복시말단에 각각 따로 결합하는 항체들을 이용한 양방향 면역방사계측법(two-site immunoradiometric assay)을 이용하여 부갑상선호르몬(1-84)을 측정한다. 이 검사는 신기능과 무관하게 부갑상선호르몬 농도를 정확히 측정할 수 있으며, 부갑상선호르몬 의존성 혹은 비의존성 고칼슘혈증의 변별에 유용하게 이용할 수 있다.[2]
3) 최근에는 생리적 상황 혹은 신부전 모두에서 부갑상선호르몬(7-84)이 존재한다고 알려져

있으며 이는 기존의 양방향 면역방사계측법으로 함께 검출되어 신부전 상황에서 부갑상선 호르몬 농도가 실제보다 높게 측정될 수 있다고 보고되고 있다. 전체 부갑상선호르몬(1-84)를 선택적으로 검출할 수 있는 양방향 면역방사계측법이 활발하게 연구되고 있다.[3]

6. 보험규정

1) 코드

진단검사의학적 방법; C3400

핵의학적방법; C7340

2) 2008년 상대가치 점수

진단검사의학적 방법; 273.40

핵의학적방법; 255.83

참고문헌

1) Harrison's Principles of Internal Medicine, 16th edition, A-7

2) Manual of Endocrinology and Metabolism, 3rd edition. p 293

3) Harrison's Principles of Internal Medicine, 16th edition, p 2250

비타민 D (vitamin D)

1. 측정목적

1) 비타민 D 결핍의 진단

2) 구루병의 감별진단

3) 고칼슘혈증의 감별진단

2. 참고치[1)]

$1,25(OH)_2D_3$: 25-45 pg/ml

$25(OH)D_3$: 15-80 ng/ml (여름), 14-42 ng/ml (겨울)

$25(OH)D_3$: 20 ng/ml 이하 - 결핍(deficiency)

21 - 29 ng/ml - 불충분(insufficiency)

30 ng/ml - 충분(sufficiency)

150 ng/ml 이상 - 중속(intoxication)

3. 검체의 채취와 취급

검사방법: 혈청 방사면역측정법

4. 측정치에 영향을 주는 요인

1) 연령: 고령자에서 저하

2) 임신: 후기에는 $1,25(OH)_2D$가 증가

5. 참고사항

1) 비타민 D는 식물성 비타민 D인 비타민 D_2(ergocalciferol)와 동물성인 비타민 D_3 (cholecalciferol)로 나뉜다. 두 가지 비타민의 생물학적 역가는 동등하며 비타민 D 수산화효소에 의한 수산화 과정에도 차이가 없다. 음식물로부터 섭취되는 비타민 D는 D_2 혹은 D_3형태이며 음식물로부터 유래되는 비타민 D는 적은 것으로 알려져 있다. 피부에서는 자외선에 의해 7-dehydrocholesterol부터 광화학적 절단(photochemical cleavage) 과정을 거쳐 비타민 D_3가 만들어진다. 혈중으로 들어온 D_2나 D_3는 간에서 25-수산화과정을 거치는데, 이 과정의 사이토크롬 P450 유사효소는 되먹임 조절 작용을 받지 않으며 결과 산물인 25(OH)D는 순환 및 저장되는 주요 비타민 D이다. 약 88%의 25(OH)D가 비타민 D 결합단백에 결합되어 있으며, 0.03%가 자유형이고 나머지는 알부민에 결합되어 순환한다. 25(OH)D의 반감기는 약 2-3주이지만 신증후군과 같이 비타민 D 결합단백이 감소하는 경우에는 반감기가 급격히 감소한다. 25(OH)D는 신장의 근위세뇨관 세포의 1α-수산화효소에 의해 생리학적으로 가장 활성이 강한 $1,25(OH)_2D$로 변환된다. 신장의 1α-수산화효소는 부갑상선호르몬에 의해 자극되며, 칼슘과 $1,25(OH)_2D$에 의해 억제된다. $1,25(OH)_2D$의 혈중 반감기는 3-6시간이다. 유육종증이나 림프종의 경우에도 1α-수산화효소를 발현하는 경우가 있으며 효소의 활성도가 부갑상선호르몬, 칼슘 혹은 $1,25(OH)_2D$에 의해 조절되지

않으며 지속적으로 높아진 1,25(OH)$_2$D에 의해 고칼슘혈증이 유발된다.

2) 혈중 25(OH)D농도는 체내 비타민 D 영양상태 및 비타민 D치료효과 판정의 좋은 지표이다. 일광의 부족, 비타민 D 섭취의 부족, 지방 흡수불량 및 비타민 D 대사물의 간에서의 분해증가에 의해 25(OH)D의 농도가 낮아진다. 신장에서의 1,25(OH)$_2$D 합성은 부갑상선호르몬에 의해 미세하게 조절되며 비타민 D중독이나 높은 혈중 25(OH)D농도에서도 정상농도를 유지한다. 1,25(OH)$_2$D 농도의 진단적 가치는 제한적이어서 유육종증이나 다른 육아종성 질환의 경우에 높아지며 X-염색체 관련 저인산혈증의 경우에 낮은 수치를 보인다.

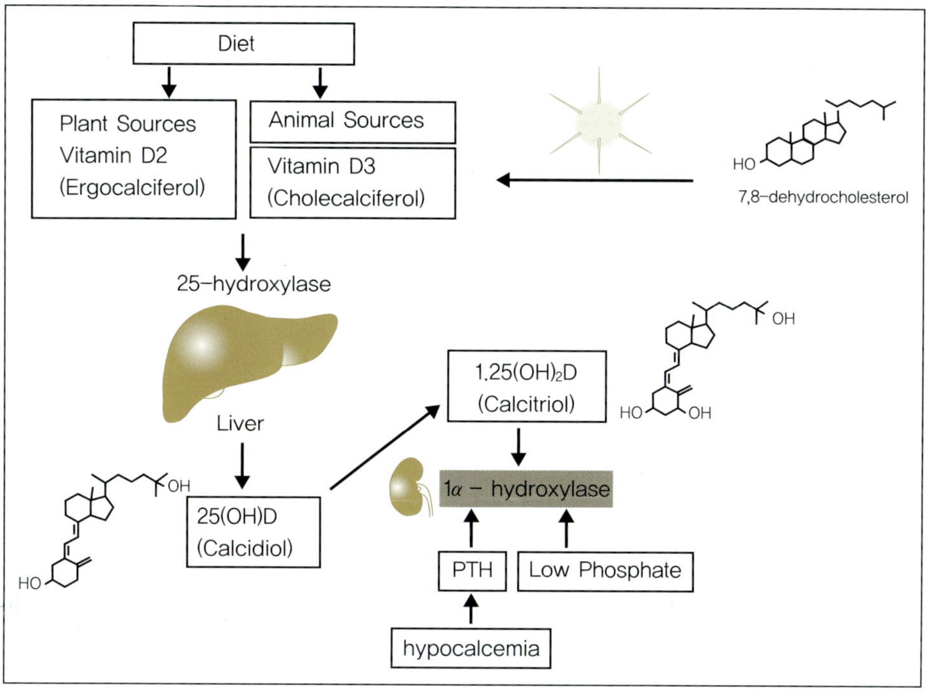

비타민 D의 합성 및 조절

6. 보험규정

1) 코드

일반; CY150-CY159

HPLC법; CY160-CY169

2) 2008년 상대가치 점수

일반; 109.91

HPLC법; 439.34

참고문헌

1) Harrison's Principles of Internal Medicine, 16th edition, A-6

신세뇨관 인산 재흡수율

1. 측정목적

부갑상선 기능상태의 진단

2. 참고치

% TRP (세뇨관 인산 재흡수율) : 80-90%

3. 측정 방법

공복에 2시간 소변을 채취하고, 중간점에 채혈하여 각각 크레아티닌과 인을 검사한다.

Fractional excretion of phosphate (FEp) = Up × Pcr / Pp × Ucr

%TRP = (1-FEp) X 100

4. 참고사항[1]

부갑상선호르몬은 신장의 근위세뇨관에서 1-수산화효소의 활성을 증가시켜서 활성 비타민 D의 합성을 증가시키며 원위부에서는 칼슘의 재흡수를 촉진한다. 또한 근위 및 원위 세뇨관에서 sodium- dependent phosphate co-transporter(NPT-2)를 억제하여 인의 배설을 촉진한다. 정상적으로 신장의 사구체에서 여과된 인의 80-90%가 근위세뇨관에서 재흡수된다. 부갑상선호르몬은 이러한 재흡수과정을 억제한다. 식이로 섭취되는 인이 많아질 경우 일시적으로 혈중의 인이 증가하며 동시에 칼슘-인의 골 침착이 많아져서 혈중 이온 칼슘이 감소한다. 이것을 매개로 하여 부갑상선 호르몬의 분비가 증가하고 인의 신장 배설량이 증가하게 된다. 부갑상선호르몬 과다상태에서는 신세뇨관 인산 재흡수율이 감소하며 반대로 부족상태에서는 재흡수율이 증가한다. 부갑상선호르몬의 측정이 정확하지 않은 과거에는 유용한 지표로 이용되었으나 현재는 측정가치가 크지 않다.

5. 보험규정

가. 크레아티닌

1) **코드;** C3750

2) **2008년 상대가치 점수;** 21.86

나. 인

1) **코드;** C3794

2) **2008년 상대가치 점수;** 19.35

다. 기능검사료

해당사항 없음

참고문헌

1) Harrison's Principles of Internal Medicine, 16th edition, p2241

신원성 cAMP

1. 측정목적

부갑상선호르몬 분비이상의 선별검사

2. 참고치

0.3-3.4 nmol cAMP/100ml GFR

3. 측정 방법

1) 아침 2시간 소변을 모아서 칼슘, % TRP를 같이 계산한다.
2) 소변 중의 세균에 의해 cAMP가 분해되므로 소변은 EDTA를 첨가하여 채취한다.
3) NcAMP=[요중총cAMP(nmol/ml) × 혈청크레아티닌(mg/dl) ÷ 요중크레아티닌(mg/dl)] × 100 -혈장cAMP(nmol/ml) × 100

신원성 cAMP 이상치의 해석

증가	저하
일차 부갑상선기능항진증	특발성 부갑상선기능저하증
속발성 부갑상선기능항진증	수술후 부갑상선기능저하증
악성종양의 체액성 고칼슘혈증	위성 부갑상선기능저하증
	비타민 D 중독
	유육종증

4. 측정에 영향을 주는 요인

1) **운동, 체위** : 심한 운동에 의해 혈장 cAMP가 증가한다.
2) **연령** : 혈청 칼슘의 변화를 반영하며 23세 이하에서는 낮은 수치, 60세 이상에서 높은 수치를 보인다.
3) **신기능** : 사구체여과율 40 ml/min 이하에서 부갑상선 기능과의 관련이 적다. 소변량이 적은 경우에도 오차가 있으므로 검사전에 200 ml 정도의 물을 마신 후 2시간 소변이 100 ml 이상이 되도록 한다.

5. 참고사항[1)]

크레아티닌 청소율로 보정한 신원성 cAMP의 측정은 부갑상선호르몬의 유용한 생물학적 측정법(bioassay)이다. 신원성 cAMP는 일차성 부갑상선기능항진증에서 증가하며 부갑상선기능저하증에서는 감소한다. 부갑상선기능항진증의 치료로 부갑상선절제술을 시행한 한 시간 후에도 감소할 정도로 예민한 지표이다. 또한 종양에서 유래한 부갑상선호르몬 관련 펩티드의 증가시에도 신원성 cAMP가 증가한다.

6. 보험규정

비급여 항목

참고문헌

1) Harrison's Principles of Internal Medicine, 16th edition, p2266
2) Manual of Endocrinology and Metabolism, 3rd edition. p301

Ellsworth-Howard 검사

1. 측정목적

1) 특발성 부갑상선기능저하증과 위성 부갑상선기능저하증의 감별진단
2) 위성 부갑상선기능저하증의 병형 진단

2. 검사방법

1) 검사 전 3일간 인 제품의 섭취 금지, 검사당일 인 제품을 함유하지 않은 아침식사를 가볍게 섭취하고 검사 종료시까지 절식.
2) 오전 9시에 200 ml의 물을 마시고 배뇨시마다 200 ml의 물을 마시며 검사 종료시까지 반복.
3) 10시에 완전배뇨(이 소변은 버린다)하고 매 1시간마다 오후 3시까지 채뇨를 반복.

4) 오후 1시에 합성 부갑상선호르몬(1-34) 100단위를 3-5분에 걸쳐 정맥주사.

5) 오전 11시부터 오후 3시까지 1시간 소변에서 소변량, 무기인, 크레아티닌 농도를 측정함.

6) 부갑상선호르몬 투여 전후 1시간 뇨에서 cAMP를 측정함.

3. 판정기준

1) 정상반응

① 인산반응 : 부갑상선호르몬 투여 전후의 2시간 소변의 인 배설양의 차가 35 mg 이상

② cAMP반응 : 부갑상선호르몬 투여전후의 1시간 소변의 cAMP 차가 1 μmol 이상

③ 특발성 부갑상선 기능저하증에서는 정상반응

2) 저반응 혹은 무반응 : 위성 부갑상선기능저하증

① 인산반응, cAMP 반응에 이상 : I형

② 인산반응에만 이상 : II 형

4. 참고사항[1),2)]

1) 부갑상선호르몬 수용체 이상에 의한 위성부갑상선기능저하증에서는 부갑상선호르몬 투여에 의한 호르몬 효과가 없어 특발성 부갑상선 기능저하증과 감별할 수 있다.

2) 부갑상선호르몬은 세뇨관 세포막의 부갑상선호르몬 수용체에 결합하여 세포내 cAMP를 증가시키며, 그 이후의 세포내 정보전달계를 활성화시켜, 최종적으로 인산의 배설을 일으킨다. 이 단계의 이상에 따라 병형을 분류한다. I형은 cAMP 반응 단계의 장애가 수용체와 아데닐사이클레이즈(adenyl cylase) 사이에 존재하는 G단백의 이상 유무에 따라 Ia형과 Ib형으로 나눈다. II형에서 cAMP 반응은 정상이나 인산의 배설에 이상이 있다.

3) 인 배설에는 일중 변동이 있으므로 검사시간을 정확히 지키는 것이 중요하다.

4) 부갑상선호르몬에 의해 일시적인 안면홍조, 요의를 느낄 수 있다.

5) 인산 결핍 상태에서는 부갑상선호르몬에 대한 인산 배설반응이 없다. 또한 부갑상선호르몬 투여 전 인산배설의 기초치에 변동이 큰 경우에도 평가가 곤란하다. 판정을 위해 다음과 같은 조건의 만족이 필요하다.

① 검사 시 저칼슘, 고인혈증 상태에 있을 것.

② 인산 결핍상태가 아니며, 인산배설의 일중 변동이 크지 않을 것: 부갑상선호르몬 투여 전의 소변중 인 배설양이 10 mg/2 hour 이상이며, 각 1시간 소변의 인 배설양이 17.5 mg/hour 미만일 것.

③ 소변채취가 정확히 시행될 것: 부갑상선호르몬 투여 전후 2시간의 크레아틴 배설양의 비가 0.8~1.2의 사이에 있을 것.

5. 보험규정

비급여 항목

참고문헌

1) Harrison's Principles of Internal Medicine, 16th edition, p2266
2) Manual of Endocrinology and Metabolism, 3rd edition. p319

부갑상선호르몬 관련 단백 (PTHrp)

1. 측정목적

악성종양에서 체액성 고칼슘혈증의 진단

2. 참고치

1) 부갑상선호르몬 관련 단백 (IRMA) 1.1 pmol/L 이하
2) 카르복시 부갑상선호르몬 관련 단백 (RIA) 13.8-55.3 pmol/L

3. 측정 방법

1) 카르복시 부갑상선호르몬 관련 단백은 EDTA가 들어있는 시험관에 채혈한다.
2) 부갑상선호르몬 관련 단백은 EDTA 및 트라시놀이 들어있는 시험관에 채혈하고 즉시 혈장을 분리하여 보관한다.

4. 참고사항

부갑상선호르몬 관련 단백(PTHrP) 유전자는 mRNA의 교대절단(alternate splicing)에 의해 아미노산 구성수가 139, 141, 173개인 3종의 펩티드를 만들며 이들의 N 말단 139개의 배열은 동일하다. 부갑상선호르몬 관련 단백 측정법에는 면역방사계측검사와 방사면역검사가 있다. 신기

능저하에서는 부갑상선호르몬에서처럼 C 말단 분획의 반감기가 길어져 혈중 치가 증가한다. 부갑상선호르몬 관련 단백 분비량의 정확한 평가를 위해서는 온전한 부갑상선호르몬 관련 단백의 측정이 필요하다. 부갑상선호르몬 관련 단백의 생리적 조절인자는 아직 밝혀지지 않았다. 성인에서 부갑상선호르몬 관련 단백은 칼슘조절에 별로 기여하지 않는 것으로 여겨지만, 종양에서 다량을 분비할 경우 고칼슘혈증이 유발된다.

5. 보험규정

비급여 항목

참고문헌

1) Harrison's Principles of Internal Medicine, 16th edition, p2257

2) Manual of Endocrinology and Metabolism, 3rd edition. p304

생화학적 골표지자

1. 측정목적

골재형성(bone remodeling)의 평가

2. 참고치[1)]

1) 오스테오칼신(Osteocalcin); 3.1 - 14 ng/ml

2) 뼈특이 알칼리 인산분해 효소 (bone specific alkaline phosphatase, bone ALP)

남성 4.3 - 19 ng/ml

여성 폐경전 〈 15 ng/ml

폐경후 4.4 - 23 ng/ml

3) 소변 데옥시피리디놀린(deoxypyridinoline, DPD); 4-20 nmol/mmol creatinine

임상에서 흔히 사용되는 생화학적 골표지자의 종류
골형성 표지자
뼈특이 알칼리 인산분해 효소 (혈청)
오스테오칼신 (혈청)
골흡수 표지자
데옥시피리디놀린 (소변)
아미노 말단 텔로텝티드 (혈청, 소변)
카르복시 말단 텔로펩티드 (혈청, 소변)

3. 참고사항[2)]

1) 골교체율의 생화학적 골표지자는 골재형성의 전체적인 증가를 반영하며, 골흡수 표지자와 골형성 표지자로 나눌 수 있다. 골형성의 생화학적 골표지자는 뼈특이 알카리 인산분해효소, 오스테오칼신 등이 주로 사용되며 이들은 조골세포에서 생성되어 분비되는 효소와 단백질이다.
2) 생화학적 골표지자는 데옥시피리디놀린, 아미노-말단 텔로펩티드 (N-terminal telopeptide of type 1 collagen, NTX), 카르복시 말단 텔로펩티드 (C-terminal telopeptide of type 1 collagen, CTX) 등이 주로 사용되는데 이들은 골흡수가 진행되면서 기질에서 파괴된 콜라겐의 분해산물로 DPD는 기질의 주성분인 제 1형 콜라겐분자들을 교차결합시켜 안정화시키는 역할을 하며 아미노 말단 텔로펩티드와 카르복시 말단 텔로펩티드는1형 콜라겐 분자의 말단에 존재하는 펩티드들이다.
3) 골형성과 골흡수의 생화학적 골표지자가 여성호르몬치료, 비스포스포네이트, 랄록시펜 등의 치료에 의하여 변화한다는 것이 많은 연구에서 밝혀져 있고 따라서 치료에 대한 장기적인 반응을 조기에 예측하기 위하여 생화학적 골표지자를 측정할 수 있다. 이를 위해 생화학적 골표지자는 치료 전과 치료 3-6개월 후에 측정하는 것이 권장된다. 또한 골흡수의 생화학적 골표지자는 골밀도와 임상적인 위험인자를 이용하여 골다공증 치료를 결정하는 것이 충분하지 못할 때 골절의 위험도를 평가하기 위하여 사용할 수 있다. 골다공증의 진단이나 골소실의 속도를 예측하기 위해서 생화학적 골표지자를 사용하는 것은 권장되지 않는다.
4) 생화학적 골표지자는 일반적으로 하루주기의 리듬이 있기 때문에 이를 임상적으로 이용하기 위해서 혈청의 경우는 검체 채취시간을 공복 후 오전 8시 - 오전 11시로 사이로 한정해야 하고, 소변의 경우는 아침에 첫번째나 두번째 배뇨한 소변이나 24시간 소변을 측정하는

등 검체 채취시간과 방법을 일정하게 하여야 한다.

5) 오스테오칼신은 상온에서 불안정하기 때문에 혈액 채취직후 혈청을 분리하여 측정하는 것이 좋으며, 측정하지 못할 경우에는 영하 80℃에 보관하는 것이 좋으나 이 경우에도 가능한 빨리 측정하여야 한다.
6) 데옥시피리디놀린은 자외선에 노출되면 불안정해진다.
7) 환자에서 연속적으로 측정한 생화학적 골표지자의 변화가 임상적으로 유의한가를 판정하기 위해서는 검체측정의 정밀도를 확인하는 것도 중요하다.
8) 골흡수가 골형성에 비해 얼마나 증가되어 있는가를 생화학적 골표지자를 이용하여 평가할 수 없다.
9) 생화학적 골표지자는 소주골과 피질골 중 어느 부위에서 재형성 변화가 발생하는지도 구별하지 못한다.
10) 생화학적 골표지자 측정치의 분석은 생물학적인 인자와 측정법 자체에 의해 다양하게 영향을 받을 수 있다. 측정치에 영향을 주는 있는 생물학적 인자로는 환자의 연령, 성별, 인종, 신체활동, 식사, 약물 복용, 임신, 수유, 신장질환, 간질환, 골절 등이 있고, 측정법에 영향을 줄수 있는 인자로는 검체의 처리과정, 측정의 정밀도와 정확도, 표준화, 다른물질과 교차반응, 실험실간의 변이 등이 있다.

4. 보험규정

가. 오스테오칼신

1) 코드

진단검사의학적 방법; C3630

핵의학적방법; C7363

2) 2008년 상대가치 점수

진단검사의학적 방법; 171.20

핵의학적방법; 168.50

나. 뼈특이 알칼리 인산분해효소

1) 코드; C3980

2) 2008년 상대가치 점수; 156.09

다. 아미노 말단 텔로펩티드

1) 코드; C3931

2) 2008년 상대가치 점수; 209.88

라. 카르복시 말단 텔로펩티드

1) 코드; C3932

2) 2008년 상대가치 점수; 209.78

마. 데옥시피리디놀린

1) 코드; C3930

2) 2008년 상대가치 점수; 209.82

참고문헌

1) Harrison's Principles of Internal Medicine, 16th edition, A3

2) 골다공증 3판, 대한골대사학회 p160

골밀도검사

1. 측정목적

골다공증의 진단

2. 참고치[1,2)]

세계보건기구(WHO)의 기준 (1994년) T-점수(T-score)에 기준함.

1) **정상(normal)** : 동일한 성별의 젊은 성인에 비하여 -1표준편차 이상일 때

2) **골감소증(osteopenia)** : -1표준편차에서 -2.5표준편차 사이일 때

3) **골다공증(osteoporosis)** : -2.5표준편차 이하일 때

4) **중증 골다공증(severe osteoporosis)** : -2.5 표준편차 이하이면서 골절이 있을 때

3. 참고사항[1,2)]

1) 골밀도 측정 방법 (현재 임상에서 흔히 사용되는 장비)

① 이중에너지 X-선 흡수계측법 (dual energy X-ray absorptiometry, DXA)

② 정량적전산화단층촬영법 (quantitative computed tomography, QCT)

③ 정량적초음파법 (quantitative ultrasound, QUS)

2) 이중에너지 X-선 흡수계측법

① 원리 : 2가지 에너지를 갖는 X-선을 이용하여 골조직에 투과 후 검출되는 정도로 골밀도를 측정한다. 이론적으로는 신체 모든 부위를 측정 가능하다.

② 장점 : 임상적으로 문제되는 대퇴부 골밀도를 직접 측정할 수 있다. 비교적 정밀도가 좋다.

③ 단점 : 비교적 장비 가격이 비싸다.

3) 정량적전산화단층촬영법

① 원리 : 전산화단층촬영법의 원리를 이용하여 골밀도를 측정한다.

② 장점 : (요추의) 해면골만을 측정 가능하다. 3차원적인 골밀도 측정이 가능하다.

③ 단점 : 가격이 비싸다. 정확도가 비교적 나쁘다. 방사선 노출이 많다(300-750mrem), 보정의 문제(정확도).

4) 정량적초음파법

① 원리 : 초음파가 골에 부딪혀 감쇄(attenuation)되는 정도로 골량을 예측한다. 주로 종골(calcaneus)에서 측정한다.

② 장점 : 방사선 피폭을 받지 않는다. 비교적 가격이 저렴하다. 골밀도 외에 골강도에 영향을 주는 골질을 반영한다. 집단 선별검사에 적합하다.

③ 단점 : 정밀도가 비교적 나쁘다. 임상적으로 문제되는 대퇴부 골밀도를 직접 알기는 어렵다.

4. 보험규정

가. 골밀도검사는 골다공증 진단 및 치료가 필요한 경우 실시함을 원칙으로 하며, 세부인정기준은 다음과 같이 한다 (2004년 9월 1일부터 시행).

1) 적응증

① 65세 이상의 여성과 70세 이상의 남성

② 고위험 요소가 1개 이상 있는 65세 미만의 폐경후 여성

③ 비정상적으로 1년이상 무월경을 보이는 폐경전 여성

④ 비외상성(fragility) 골절

⑤ 골다공증을 유발할 수 있는 질환이 있거나 약물을 복용중인 경우

⑥ 기타 골다공증 검사가 반드시 필요한 경우

* 고위험 요소

저체중 (BMI 〈 18.5)

비외상성 골절의 과거력이 있거나 가족력이 있는 경우

외과적인 수술로 인한 폐경 또는 40세 이전의 자연 폐경

2) 추적검사 등

① 실시간격은 1년이상으로 하되, 상기 적응증에 해당되어 검사한 결과 정상 골밀도 (T score : -1.0이상) 로 확인된 경우는 2년으로 함.

② 치료효과 판정을 위한 추적검사는 중축골(척추, 대퇴골)에서 실시한 경우에 한하여 인정함.

나. 이중에너지 X-선 흡수계측법 1부위

1) 코드; HC341

2) 2008년 상대가치 점수; 460.09

다. 이중에너지 X-선 흡수계측법 2부위

1) 코드; HC342

2) 2008년 상대가치 점수; 662.59

라. 정량적전산화단층촬영법

1) 코드; HC343

2) 2008년 상대가치 점수; 549.09

마. 기타방법에 의한 것

1) 코드; HC344

2) 2008년 상대가치 점수; 346.94

참고문헌

1) 최신갱년기관리. 개정판. 아주대학교의료원갱년기연구회. pp89-100, 1999년

2) 골다공증 3판, 대한골대사학회. pp134-159, 2006년

Chapter 09

지질대사 검사

총콜레스테롤 (total cholesterol)

1. 목적

1) 이상지질혈증(dyslipidemia)의 진단
2) 영양상태의 평가

2. 방법

효소법 : 콜레스테롤 옥시다제법

3. 참고치

1) 120～220 mg/dL (3.3～5.8 mmol/L)
2) **에스터형** : 비에스터형의 비율은 3 : 1

4. 이상치의 해석

증가	저하
일차성 고콜레스테롤혈증	무, 저단백혈증
특발성 고콜레스테롤혈증	기아
가족성 복합형 고콜레스테롤혈증	간장애
가족성 고콜레스테롤혈증	갑상선기능항진증
가족성 III형 고지단백혈증	백혈병
이차성 고콜레스테롤혈증	교원병
당뇨병	
비만	
갑상선기능저하증	
신증후군	
스테로이드 복용중	
경구 피임약 복용중	
신경성 식욕부진증	

5. 측정치에 영향을 주는 요인

1) 일중 변동은 적으며, 공복이 아닌 경우에도 검사가 가능하다.
2) 측정치의 증가가 있는 경우 : 월경 후
3) 낮은 측정치를 보이는 경우 : 신생아에서 100 mg/dL 이하
4) 10대에는 성인에 비해 40 mg/dL 정도 낮다.

6. 참고사항

1) 저지혈증은 콜레스테롤 120 mg/dL 이하, 트리글리세리드 50 mg/dL 이하인 경우를 의미한다.
2) 에스터화 콜레스테롤이 80 mg/dL (65%) 이하인 경우에는 간기능 장애, 레시틴콜레스테롤 아실전이효소(LCAT) 활성의 저하, 신증후군 등을 고려한다.

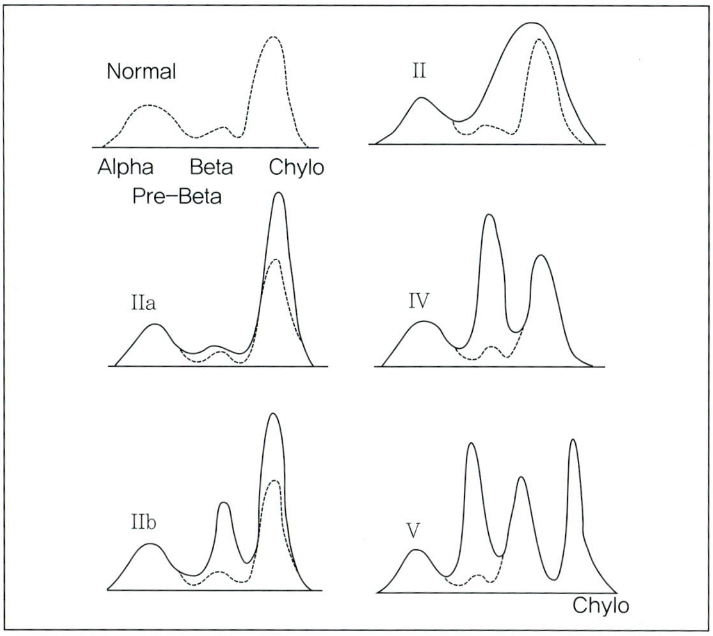

전기영동에 의한 고지단백혈증 표현형

3) 지질 대사 장애의 분류

Lipoprotein Pattern	Major Elevation in Plasma Lipoprotein	Lipid
Type 1	Chylomicron	TG
Type 2a	LDL	Cholesterol
Type 2b	LDL, VLDL	Cholesterol, TG
Type 3	Chylomicron remnants, IDL	TG, cholesterol
Type 4	VLDL	TG
Type 5	VLDL, chylomicrons	TG, cholesterol

7. 보험규정

가. 총콜레스테롤

1) 코드; C2411

2) 2008년 상대가치 점수; 26.11

나. 에스더형

1) 코드; C2412

2) 2008년 상대가치 점수; 24.55

참고문헌

1) Williams Textbook of Endocrinology 10th Edition, p 1642-1645, 1667

저밀도지단백(low density lipoprotein)-콜레스테롤

1. 목적

1) 이상지질혈증(dyslipidemia)의 진단

2) 심혈관질환의 위험도 판정

2. 검체의 채취와 취급

혈청 또는 EDTA로 채혈한 혈장

3. 방법

1) 효소법으로 직접 측정

2) 다음의 Friedewald 공식[1]에 의해 계산

저밀도지단백-콜레스테롤(LDL-C)

= 총콜레스테롤 - 고밀도지단백-콜레스테롤(HDL-C) - 트리글리세리드/5

4. 위험인자에 따른 저밀도지단백-콜레스테롤의 치료목표[2)]

위험 분류	저밀도지단백-콜레스테롤 목표	생활습관개선이 필요한 저밀도지단백-콜레스테롤 수치	약물치료가 필요한 저밀도지단백-콜레스테롤 수치
관상동맥질환이 있거나 관상동맥질환과 동등한 위험 상태(부록참조)	< 100	≥ 100	≥ 100
위험 요소(부록참조)가 2 개이상	< 130	≥ 130	10년 위험도(부록참조) 10-20%: ≥ 130 10년 위험도 10%; ≥ 160
위험 요소가 없거나 1 개	< 160	≥ 160	≥ 190

5. 참고사항

1) Friedewald 공식은 초저밀도지단백내의 중성지방과 콜레스테롤의 비가 5:1이므로 초저밀도지단백-콜레스테롤은 중성지방을 5로 나눈 값고 동일하다고 본다. 그러나 중성지방이 350 mg/dL 이상이면 공식이 부정확하므로 저밀도지단백-콜레스테롤을 직접 측정해야 한다.
2) 12시간 금식후 측정한다.

6. 보험 규정

1) 코드; C2430

2) 2008년 상대가치 점수; 91.82

참고문헌

1) Friedewald WT, Levy RI, Fredrickson DS. Estimation of the concentration of low lipoprotein in plasma, without use of preparative ultracentrifuge. Clinical Chemistry 18:499-502, 1972
2) Grundy SM, Cleeman JI, Merz CN, Brewer HB Jr, Clark LT, Hunninghake DB, Pasternak RC, Smith SC Jr, Stone NJ; National Heart, Lung, and Blood Insitute; American College of Cardiology Foundation; American Heart Association. Implications of recent clinical trials for the National Cholester Education Program Adult Treatment Panel III guidelines. Circulation 110:227-239, 2004

부록

1) 관상동맥질환과 동등한 위험 상태
   - 말초동맥질환, 복부동맥류, 증상이 있는 경동맥 질환
   - 당뇨병
   - 10년 관상동맥질환 위험율이 20% 이상
2) 관상동맥질환의 주요 위험 요소
   - 흡연
   - 고혈압: 혈압이 140/90 mmHg이상이거나 항고혈압제 복용중
   - 고밀도지단백-콜레스테롤(HDL-C) 〈 40 mg/dL
   - 조기 관상동맥질환의 가족력; 1차 근친중 55세 미만의 남성, 65세 미만의 여성

• 나이: 45세 이상의 남성, 55세 이상의 여성
• 고밀도지단백-콜레스테롤이 60 이상이면 위험 요소 개수에서 한개를 뺀다.

3) 10년 관상동맥질환 위험도 측정법

Estimate of 10-Year Risk for Men
(Framingham Point Scores)

Age,y	Points
20-34	-9
35-39	-4
40-44	0
45-49	3
50-54	6
55-59	8
60-64	10
65-69	11
70-74	12
75-79	13

Total Cholesterol, mg/dl	Points Age 20-39y	Age 40-49y	Age 50-59y	Age 60-69y	Age 70-79y
〈 160	0	0	0	0	0
160-199	4	3	2	1	0
200-239	7	5	3	1	0
240-279	9	6	4	2	1
≥ 280	11	8	5	3	1

	Points Age 20-39y	Age 40-49y	Age 50-59y	Age 60-69y	Age 70-79y
Nonsmoker	0	0	0	0	0
Smoker	8	5	3	1	1

HDL, mg/dL	Points
≥ 60	-1
50-59	0
40-49	1
〈 40	2

Systolic BP, mmHg	If Untreated	If Treated
〈 120	0	0
120-129	0	1
130-139	1	2
140-159	1	2
≥ 160	2	3

Point Total	10-Year Risk, %
〈 0	〈 1
0	1
1	1
2	1
3	1
4	1
5	2
6	2
7	3
8	4
9	5
10	6
11	8
12	10
13	12
14	16
15	20
16	25
≥ 17	≥ 30

Estimate of 10-Year Risk for Men
(Framingham Point Scores)

Age,y	Points
20-34	-7
35-39	-3
40-44	0
45-49	3
50-54	6
55-59	8
60-64	10
65-69	12
70-74	14
75-79	16

Total Cholesterol, mg/dl	Points Age 20-39y	Age 40-49y	Age 50-59y	Age 60-69y	Age 70-79y
〈 160	0	0	0	0	0
160-199	4	3	2	1	1
200-239	8	6	4	2	1
240-279	11	8	5	3	2
≥ 280	13	10	7	4	2

	Points Age 20-39y	Age 40-49y	Age 50-59y	Age 60-69y	Age 70-79y
Nonsmoker	0	0	0	0	0
Smoker	9	7	4	2	1

HDL, mg/dL	Points
≥ 60	-1
50-59	0
40-49	1
〈 40	2

Systolic BP, mmHg	If Untreated	If Treated
〈 120	0	0
120-129	1	3
130-139	2	4
140-159	3	5
≥ 160	4	6

Point Total	10-Year Risk, %
〈 9	〈 1
9	1
10	1
11	1
12	1
13	2
14	2
15	3
16	4
17	5
18	6
19	8
20	11
21	14
22	17
23	22
24	27
≥ 25	≥ 30

고밀도지단백(high density lipoprotein)-콜레스테롤

1. 목적

1) 이상지질혈증(dyslipidemia)의 진단
2) 관상동맥질환의 위험도 판정

2. 원리

1) 침전법 : 헤파린-망간 용액을 첨가하고 원심분리 하여 초저밀도 지단백과 저밀도 지단백을 침전시키고, 상층의 고밀도 지단백에서 콜레스테롤을 측정한다.
2) 전기영동법 : 혈청을 전기영동 후 콜레스테롤 염색 후 밀도계에서 α-콜레스테롤 분획을 환산한다.

3. 참고치

1) 남성 35~70 mg/dL
2) 여성 40~80 mg/dL
3) 총콜레스테롤-고밀도지단백 콜레스테롤/고밀도지단백 콜레스테롤 비는 1.9~3.0

4. 이상치의 해석

증가	저하
이차성 고 고밀도지단백 콜레스테롤 혈증 운동, 적당한 알코올 섭취, 원발성 담즙성 간경변, 약제 (인슐린, 에스트로겐, 니코틴산) 일차성 고 고밀도지단백 콜레스테롤 혈증	이차성 저 고밀도지단백 콜레스테롤 혈증 일차성 고지혈증의 대부분 신부전증, 당뇨병, 비만, 간경변증, 갑상선 기능이상, 관상동맥질환 약제 (프로부콜, 티아자이드, 베타차단제, 티록신) 일차성 저 고밀도지단백 콜레스테롤 혈증 (Tangier병, Apo A 결핍증)

5. 검체의 채취와 취급

혈청 또는 EDTA 채혈한 혈장

6. 측정치에 영향을 주는 요인

1) 증가된 경우 : 침전법에서 트리글리세리드가 300 mg/dL 이상이면 약간 상승

2) 일반적으로 여성에서 남성보다 높다.

7. 참고사항

1) 12시간 금식 후 측정한다.

2) 원시(nascent) 고밀도지단백은 조직의 콜레스테롤을 받아 LCAT의 작용으로 성숙형 고밀도지단백2가 되며 콜레스테롤 에스터를 CETP에 의해 초지밀도지단백과 저밀도지단백에 전송한다.

3) 일차성(가족성) 고 고밀도지단백 콜레스테롤 혈증
   - 고밀도지단백 콜레스테롤 100 mg/dL 이상
   - 콜레스테롤 에스텔 전송단백(CETP), 간 리파제(HTGL)결핍에 의해 콜레스테롤 에스터가 고밀도지단백 콜레스테롤에 축적되어 고 고밀도지단백 콜레스테롤 혈증을 일으킨다.

8. 보험규정

가. 고밀도지단백-콜레스테롤

1) 코드; C2420

2) 2008년 상대가치 점수; 83.49

나. 고밀도지단백-콜레스테롤 분획

1) 코드; B3020

2) 2008년 상대가치 점수; 149.26

참고 문헌

1) Williams Textbook of Endocrinology 10th Edition, p 1661-1663

트리글리세리드 (Triglyceride)

1. 목적

1) 이상지질혈증(dyslipidemia)의 진단
2) 영양상태의 평가

2. 방법

효소법

3. 참고치

40~150 mg/dL

4. 이상치의 해석

증가	저하
고킬로미크론혈증	이차성
내인성 고트리글리세리드혈증	중증 간질환
고지단백혈증 I, IIb, III, IV, V	흡수불량증후군
이차성 고트리글리세리드혈증	기아
알코올 과잉섭취	갑상선기능항진증
당뇨병	약제 (헤파린 등)
비만	
갑상선기능저하증	
신증후군	
임신	
폐쇄성 황달	
약제 (스테로이드, 티아타이드 이뇨제)	

* 콜레스테롤과 트리글리세리드가 모두 증가되는 경우
과식, 알코올 과잉섭취, 비만, 갑상선기능저하증, 당뇨병, 고지단백혈증 (V형, III형, IIb형)

5. 검체의 채취와 취급

실온에 방치하지 말 것, 4℃에 보관하면 수일간 변화 없음

6. 측정치에 영향을 주는 요인

1) 증가되는 경우: 검사 전 하룻밤 금식이 필요 (특히 고당질식, 알코올 과잉 섭취 후)

2) 저하되는 경우: 60세 이후

7. 참고사항

1) 12시간 금식 후 측정한다.

2) 식사에 의한 영향이 크며 식후 4~6시간에 가장 높다. 이 경우에도 300~350 mg/dL 이상은 비정상으로 판정한다.

3) 트리글리세리드의 증가 경우에 내인성 중성지방(VLDL)과 외인성 중성지방(킬로미크론)을 구별하기 위해 혈청을 4℃에 12시간 방치하여 상층에 유백색층이 출현하면 킬로미크론의 존재를 진단한다.

4) 동맥경화증의 진행에 대한 영향이 콜레스테롤보다 작은 것으로 생각되나, 콜레스테롤의 증가와 동반되거나 베타-초저밀도지단백, 초저밀도 지단백 잔류물의 증가에서는 동맥경화를 촉진한다.

5) 600~1,000 mg/dL 이상의 고트리글리세리드혈증에서는 췌장염을 일으킬 위험성이 높다.

8. 보험규정

1) 코드; C2443

2) 2008년 상대가치 점수; 48.53

참고 문헌

1) Williams Textbook of Endocrinology 10th Edition, p 1645-1646

인지질 (phospholipid)

1. 목적

지질대사이상의 판정

2. 방법

효소법

3. 참고치

1) 150~250 mg/dL

2) 인지질 분획에서 많은 순서는 레시틴 〉 스핑고미에린 〉 리조레시틴

4. 이상치의 해석

1) 증가 : 간담도 질환, 신경성 식욕부진증, 갑상선기능저하증, 신증후군

2) 저하 : 전격성 간염, 간경변, 빈혈, 갑상선기능항진증, 흡수불량증후군

5. 측정치에 영향을 주는 요인

1) 연령 증가에 따라 증가하나 70세 이상에서는 감소

2) 월경주기 후반에 증가, 경구 피임제, 스테로이드 호르몬 투여 후 증가

6. 보험규정

1) 코드; C2442

2) 2008년 상대가치 점수; 45.60

참고문헌

1) Williams Textbook of Endocrinology 10th Edition, p 1643-1644

지단백(lipoprotein)과 아포단백(apolipoprotein)

1. 목적

지질과 아포단백의 복합체인 지단백의 검사에 의해 고지혈증을 진단

2. 방법

1) 지단백을 전기영동법 또는 초원심법으로 분리하여 분석
2) 아포단백은 비색법으로 측정

3. 지단백분획 비율

	증가	저하
킬로미크론 (0–5%)	I형 고지단백혈증	만성간염 흡수불량증후군 무 β 리포단백혈증
초저밀도지단백 (pre–β) 10–25%	IV형 고지단백혈증	간경변증 갑상선기능항진증 (저) β 리포단백혈증
고밀도지단백 (α) 5–25%	고α리포단백혈증	Tangier병
중간밀도지단백 (β–VLDL)	III형 고지혈증	급성 간염

4. 참고치 및 이상치의 해석

	증가	저하
A I : 95–145 mg/dL	당뇨병	간, 담도질환, 만성 신부전증 III형 고지혈증
A II : 19–35 mg/dL		Tangier병
B 100 : 39–119 mg/dL	가족성 고콜레스테롤혈증	무 β 리포단백혈증
B 48 : 50–150 mg/dL	복합형 고지혈증 갑상선기능저하증 당뇨병	
C II : 1–6 mg/dL		만성 신부전증
C II I: 4–12 mg/dL	I, II형 고지혈증 담즙 정체 갑상선기능저하증	간, 담도질환
E (1,2,3,4) : 2–7 mg/dL	III형 고지단백혈증	E3 결핍증

5. 참고사항

1) 전기영동법으로 지단백 분획을 분석하는 경우에 혈청 총지질(total lipid) 치를 알아야 하므로 동시에 측정해야 한다. 전기영동법으로 Fredrickson의 고지단백혈증 표현형을 쉽게 구별할 수 있다.

6. 보험규정

1) 코드

아포지단백A

진단검사의학적 방법; C2461

핵의학적 방법; C7246

아포지단백B; C2462

아포지단백C; C2463

아포지단백E; C2464

베타지단백; C2470

2) 2008년 상대가치 점수

아포지단백A

진단검사의학적 방법; 101.41

핵의학적 방법; 102.09

아포지단백B; 101.62

아포지단백C; 102.22

아포지단백E; 102.01

베타지단백; 105.16

참고문헌

1) Williams Textbook of Endocrinology 10th Edition, p 1646-1652

지단백 (a) [Lp(a)]

1. 목적

동맥경화증의 위험도 평가

2. 방법

효소면역 측정법, 방사면역측정법

3. 참고치

1) 10～20 mg/dL
2) 정규분포를 하지 않으며, 검출되지 않는 사람이 많고, 30 mg/dL 이상에서 동맥경화증의 발생위험성이 높다.

4. 이상치의 해석

1) 증가 : 동맥경화성 질환, 허혈성 심질환, 뇌경색, 당뇨병
2) 저하 : 간담도질환

5. 검체의 채취와 취급

식사, 운동, 연령의 영향을 받지 않는다(고지방식 후에 일시적으로 저하).

6. 측정치에 영향을 주는 요인

낮은 치를 보이는 경우 : 나이아신, 단백동화 호르몬 투여

7. 참고사항

1) 지단백(a)은 전기영동에서 pre-β위치에 그리고 초원심법분리에서 고밀도지단백 분획에 포함된다. 아포지단백(a)은 아포지단백 B-100에 S-S 결합된 지단백이다.
2) 아포지단백(a)과 플라스미노겐의 구조적 유사성으로 지단백(a)은 플라스미노겐 활성을 억제하여 동맥경화증을 촉진한다.

3) 지단백(a) 측정이 필요한 경우
- 55세 이전에 심혈관 장애가 생긴 경우, 또는 이러한 가족력이 있는 경우
- 일반적인 지질 검사에 이상이 없이 동맥경화성 혈관병변이 있는 경우
- 관상동맥 병변이 반복되는 경우
- 지단백(a)이 증가된 가족이 있는 경우

8. 보험규정

1) 코드; C2480

2) 2008년 상대가치 점수; 159.52

참고문헌

1) Williams Textbook of Endocrinology 10th Edition, p 1676

유리 지방산 (free fatty acid, FFA)

1. 목적

1) 지방 분해 상태의 파악

2) 당뇨병에서 포도당 이용 상황의 파악

2. 방법

효소법

3. 참고치

공복시 150~800 uEq/L

4. 이상치의 해석

증가	저하
비만	이차성 부신기능저하증
당뇨병	일차성 부신기능저하증(애디슨병)
기아	인슐린종
갑상선기능항진증	고당질 식사후
쿠싱증후군	약제 (β-차단제, 인슐린, 포도당)
갈색세포종	
운동, 스트레스	
약제 (테오피린, α1-차단제, 카페인)	

5. 측정치에 영향을 주는 요인

1) 스트레스, 금식, 흡연, 체위 변동 등에 의해 증가
2) 식사요법에 의해 감소

6. 참고사항

1) 제2형 당뇨병에서 인슐린 저항성을 일으키는 중요인자로 유리지방산의 중요성이 알려지고 있다.
2) 운동 중 갑작스러운 사망 원인의 하나이며 운동 중단 후 혈중 유리지방산이 급속히 상승(〉800~1,000 μEq/L) 되면 가능성이 있다.
3) 유리지방산의 약 30%는 간 트리글리세리드, 인지질의 합성 재료가 되며, 나머지는 에너지원, 아세톤체 형성 등에 이용된다.

7. 보험규정

1) 코드; C2450

2) 2008년 상대가치 점수; 51.16

참고문헌

1) Williams Textbook of Endocrinology 10th Edition, p 1645-1646

Chapter 10

비만과 내분비 기능검사

체지방량

1. 체비중 측정법

체비중 측정법은 체밀도에서 체지방량을 구하는 방법이다. 체비중의 산출법은 알키메데스 원리에 기초하는 수중 체중 측정해진 법과 수조의 배수량에 의해 체용적을 측정하여 구하는 방법이 있다. 체비중으로 부터 체지방량은 다음 공식을 이용한다.

Brozek의 식 : F=(4.570/ D- 4.142)×100

(F: 체지방률, D: 체비중)

이 방법에서는 폐잔기량과 장내 가스양의 보정이 필요하며, 고도 비만자나 합병증 있는 환자에서는 측정이 어렵다.

2. 체수분량 측정법

체수분량에서 체지방량을 측정하는 방법으로, 전신의 수분에 분포되는 표지 물질(T_2O, D_2O)을 일정량 주입하고, 평형 상태에 도달할 때 혈중 농도를 측정하여 체수분량을 계산한다. 제지방 체중(lean body mass, LBM)의 수분량은 일정(72.5%)하며, 지방 조직에는 수분이 포함되지 않는 것으로 가정하고, 제지방 체중=체 수분량/0.725, 체지방량=체중-제지방 체중에 의해 체지방량을 구한다.

3. 체내 칼륨량 측정법

체내 칼륨은 제지방 체중에만 포함되기 때문에, LBM의 칼륨 농도를 68.1 mEq/kg로 가정하여 전신의 칼륨량에서 제지방 체중과 체지방량을 구한다. 전신 칼륨량은 인체내 칼륨 중에 일정량

(0.012%) 존재하는 천연 칼륨을 카운터를 사용해 측정한다.

4. 임피던스법

생체에 작은 고주파 전류를 흘려 보내어 전기저항(임피던스)를 구하고, 체지방량을 측정하는 방법이다. 제지방량은 전해질을 많이 함유하여 전기를 통하게 하기 쉽지만, 지방 조직은 전해질이 없어 절연체로 생각하여 지방량을 추정한다. 이중에너지 X-선 흡수계측법에 비해 정밀도는 떨어지지만, 저렴하고 간편한 방법이다.

5. 이중에너지 X-선 흡수계측법

이중에너지 X-선 흡수계측법(dual energy X-ray absorptiometry, DXA)은 원래 골염분량을 측정하는 방법이며, 골염분량과 함께 체지방량, 제지방량을 계측할 수 있다. X선 흡수도는 조직에 따라 다르며, 2개의 광자 에너지를 X선의 흡수 계수를 측정하여 지방량을 구한다. 전산화단층촬영 스캔으로 측정한 체지방량과 일치하여 측정 정밀도가 높고, 복부, 사지 등의 부위별 측정도 가능하지만, 복부의 내장 지방과 피하 지방은 구별되지 않는다.

6. 피하 지방두께 측정법

체지방량의 측정에 특수한 설비나 기계를 필요로 하는 방법이 많지만, 피하 지방 두께를 계측하여 계산할 수도 있다. 측정 오차가 생기기 쉬운 결점은 있지만, 간편하여 많은 사람을 대상으로 한 역학 조사에 이용된다.

보통 상완 배측부와 견갑골 하부의 2부위의 합계가 남자 35 mm, 여자 45 mm 이상을 비만으로 판정하고 있다.

7. 전산화단층촬영 스캔법

전산화단층촬영 스캔의 단면상에서 직접 지방 조직의 면적을 측정하여 지방량을 구하는 방법이다. 전신을 두부, 상완(좌우), 전완(좌우), 흉부, 복부, 대퇴(좌우), 하퇴(좌우)의 11개 원주로 가정하고, 각각의 중간점에서 단면상의 지방 면적과 각부의 길이를 곱하고, 총계를 내어 지방량을 결정한다. 단면 폭을 좁게 하고, 많은 단면상을 얻으면 정확성이 높아진다.

전산화단층촬영 스캔법의 특징은 전신의 지방량 측정과 동시에 신체 각부의 정확한 지방량 측정이 가능한 것이고, 내장 지방과 피하 지방도 구별하여 계측할 수 있는 점이다. 최근 비만 합병증은 지방 분포양식과 관련되는 것이 알려져 있다. 전산화단층촬영 스캔법에 의해 복부 단면상의 복강내 내장 지방(V)과 피하 지방(S)면적의 측정으로 V/S 비 0.4 이상을 내장 지방형 비만,

0.4 미만을 피하 지방형 비만으로 분류한다. 당 · 지질대사 이상, 고혈압, 심기능 이상, 관동맥 질환 등은 피하 지방형 비만에 비해, 내장 지방형 비만에서 발생 빈도나 중증도가 높다.

한편 역학적 연구에서는 체형 지표인 허리둘레(W)와 둔부둘레(H)의 비(W/H)를 이용하며 V/S 비와 상관성이 있고, 상반신 비만은 하반신 비만에 비교하여 내장 지방형 비만과 유사한 심혈관질환의 위험성이 높다.

참고문헌

1) Harrison's Principles of Internal Medicine, 16th edition, p 422

렙틴 (leptin)

1. 배경

렙틴(leptin)은 지방 조직에서 유래하는 호르몬이며, 강력한 섭식 억제작용 및 교감신경 활동 항진작용에 의한 비만의 제어나 체중 증가의 억제에 관여한다. 또 시상하부와 뇌하수체 기능 조절에도 관여하여 신경 내분비 조절 인자로의 의의가 주목받고 있다.

2. 참고치

비만 남성에서 3.1±0.3 ng/mL이고, 여성에서 약 2배 정도 높은 9±1.2 ng/mL

3. 이상치를 보이는 경우

1) 일중 변동이 있어 낮에 비해 밤에서 1.5~2배 상승한다(일정한 시간에 채혈한다).
2) 비만에서 혈중 농도가 상승되며, 비만의 정도(체질량지수, BMI) 및 체지방량과 상관 관계가 높다.
3) 렙틴 농도는 내분비 질환에서도 상승되며 쿠싱증후군에서는 체질량지수가 같은 단순성 비만에 비해 약 2배 높다. 프라더-빌리(Prader-Willi syndrome) 증후군이나 다낭난소증후군(polycystic ovarian syndrome)에 동반된 비만에서도 혈중 렙틴 농도가 증가된다.

4) 신경성 식욕부진증 환자에서는 혈중 렙틴 농도가 현저히 감소되고, 치료에 의해 체중이 회복되는 환자에서 혈중 농도가 상승된다.

4. 참고사항

렙틴은 발견 당시 지방 조직에서만 생산된다고 생각되었지만 최근 지방 조직 이외의 조직으로 태반에서 렙틴의 생합성과 분비가 증명되었다. 임신 여성의 혈중 렙틴 농도는 체질량지수가 같은 비임신 여성에 비교하여 약 3~4배 상승되며, 태반 배출 후 급속히 저하된다. 태반에서 렙틴은 영양막 세포층에서 생산되며, 포상기태나 융모암 조직에서도 렙틴이 생산되어 혈중 농도가 상승된다. 즉 융모성 질환은 렙틴 생산종양으로 생각된다. 포상기태에서 자궁 적출 수술 혹은 융모암에서 항암제 치료 후 혈중 렙틴 농도가 저하되어 융모성 질환의 활동성이나 치료 효과 판정의 지표가 될 수 있다.

5. 보험규정

없음

참고문헌

1) Williams Textbook of Endocrinology 10th Edition, p 1624

요산 (uric acid)

1. 목적

1) 통풍의 진단
2) 고요산혈증의 진단
3) 종양 용해 증후군의 파악

2. 방법

요산분해효소(uricase)에 의해 생성된 과산화수소가 발색반응을 일으켜 비색법으로 정량

3. 참고치

1) 남성 3.0~7.5 mg/dL (0.2~0.5 mmol/L)
2) 여성 2.6~6.0 mg/dL (0.15~0.4 mmol/L)
3) 요중 요산 : 일반 식사에서 0.4~1.0 g/일 (2.4~9 mmol/일)
4) 요산 청소율/크레아티닌 청소율의 비 : 정상에서 5~11%

4. 이상치의 해석

증가	저하
식이성 고요산혈증(육류, 버섯, 콩)	잔틴뇨증
비만, 고지혈증	특발성 저요산혈증
통풍*	판코니 증후군
혈액질환	간질환
(다발성 골수종, 용혈성빈혈, 백혈병 등)	
점액수종	
약제(티아자이드 이뇨제, 에피네프린)	

* 과잉 생산형에서 요중 요산 증가 : Lesch-Nyhan증후군에서 요중치 증가
배설 저하형에서 요중 요산 저하 : xanthine oxidase결핍증에서 요중치 저하

5. 참고사항

1) 요산염(monosodium urate)의 이론적 용해도는 37℃, pH 7.4의 등장용액에서 6.4 mg/dL이지만, 혈청 중의 양이온 영향으로 실제치 보다 높다.
2) 심한 운동은 퓨린 뉴클레오티드의 이화반응, ATP 감소에 의해 de novo계의 반응이 항진되어 고요산혈증이 발생된다.
3) 신생아에서 3.5±1 mg/dL로 낮으며, 그 후 서서히 증가된다.

6. 보험규정

1) 코드; C3780
2) 2008년 상대가치 점수; 21.91

참고문헌

1) Harrison's Principles of Internal Medicine, 16th edition, p 2046

Chapter 11

위장관 호르몬 검사

가스트린 (gastrin)

1. 검사 목적 및 배경

위 유문부 전정점막, 십이지장, 소장 점막 등에 존재하는 G세포에서 생산, 분비된다. 혈중에는 여러종의 아형(subtype)이 존재한다. 가스트린의 작용은 위산분비 촉진, 펩신분비 촉진, 위점막 혈류 증가 및 세포 증식 작용, 유문 괄약근 억제작용 등이다. 방사면역검사법으로 측정하며 신뢰도가 높은 키트가 여러종 시판되고 있다.

2. 검사 채취

아침 공복에 trasylol과 EDTA가 들어있는 냉각시킨 시험관에 채혈하여 4℃에서 즉시 혈장을 분리하고 -20℃ 이하에 냉동 보관

3. 정상치

공복시 : 150 pg/mL 이하

4. 이상치

잘링어-엘리슨 증후군에서 2,000 pg/mL 이상임

위십이지장 궤양, 위축성 위염, 악성빈혈, 유문동 과형성, 만성 신부전 등에서 혈중 가스트린이 상승됨

5. 참고사항

잘링어-엘리슨 증후군의 확진 또는 고가스트린혈증의 다른 원인을 감별하기 위해 부하시험을 실시할 수 있다.

1) 세크레틴 부하시험

세크레틴 2 ug/kg를 30초 동안 정맥 주사하며, 주사 전과 주사 후 2, 5, 10, 20, 30 분에 채혈하여 가스트린을 측정한다.

정상에서는 기저치의 50% 이하 감소되나, 90% 이상의 잘링어-엘리슨 증후군에서는 15분 내에 ≥ 200 pg/mL으로 역설적 증가를 보인다.

2) 칼슘 부하시험

칼슘글루코네이트 (5 mg/kg)을 3시간에 걸쳐 정맥 주사한다.

주사 전과 주사하는 3시간동안 30분간격으로 채혈하여 가스트린을 측정한다.

정상에서는 1.5배 정도 증가하나, 80%의 잘링어-엘리슨 증후군에서는 〉 400 pg/mL의 과잉반응을 나타낸다.

3) 글루카곤 부하시험이나 고단백 식이 부하시험도 실시할 수 있다

6. 보험규정

1) 코드

진단검사의학적 방법; C3450

핵의학적방법; C7345

2) 2008년 상대가치 점수

진단검사의학적 방법; 180.04

핵의학적방법; 173.96

참고 문헌

1) Harrison's Principles of Internal Medicine, 16th edition, p 1759

세크레틴 (secretin)

1. 검사 목적 및 배경

분비세포는 십이지장, 상부공장에 존재하여 주로 췌장 외분비 자극작용을 하여 중탄산염을 분비시킨다. 그밖에 인슐린 분비 촉진작용, 위산분비 억제작용이 있다. 방사면역검사법으로 측정하며 감도가 높은 키트를 선택한다.

2. 검사 채취

아침 공복에 trasylol과 EDTA가 들어있는 냉각시킨 시험관에 채혈하여 4℃에서 즉시 혈장을 분리하고 -20℃ 이하에 냉동 보관

3. 정상치

3~7 pg/mL

4. 보험규정

1) 코드

진단검사의학적 방법; C3550

핵의학적방법; C7355

2) 2008년 상대가치 점수

진단검사의학적 방법; 161.73

핵의학적방법; 157.53

참고문헌

1) Harrison's Principles of Internal Medicine, 16th edition, p 1895

콜레시스토키닌 (cholecystokinin)

1. 검사 목적 및 배경

십이지장, 공장 등에 광범위하게 분포된 세포에서 분비되며, 담낭수축과 췌장 외분비 촉진작용을 하고 뇌에서도 분비되어 중추에 작용한다.

2. 정상치

방사면역검사법으로 측정하며 키트에 따라 20～200 pg/mL로 다양함

3. 보험규정

없음

참고문헌

1) Harrison's Principles of Internal Medicine, 16th edition, p 1895

혈관활성 장펩티드 (vasoactive intestinal peptide, VIP)

1. 검사 목적

분비성 설사를 동반한 췌장종양의 진단

2. 검사 채취

아침 공복에 trasylol과 EDTA가 들어있는 냉각시킨 시험관에 채혈하여 4℃에서 즉시 혈장을 분리하고 -20℃ 이하에 냉동 보관

3. 정상치

100 pg/mL 이하
VIPoma에서 600~9,000 pg/mL

4. 이상치 : 증가되는 경우

운동 후, 지방질 식이 후, 갑상선 수양종, 글루카곤종, 간경변, 신부전, 신경절신경모세포종, 이뇨제 남용, 설사제 남용

5. 참고사항

VIPoma의 증상은 1일 3,000 mL 이상이고 금식에도 계속되는 지속적인 설사와, 저칼륨혈증, 무산증 등이다. VIPoma는 가장 흔한 췌장종양이며 임상증상이 서서히 진행하여 종양의 크기가 크다.

6. 보험규정

없음

참고문헌

1) Harrison's Principles of Internal Medicine, 16th edition, p 2228-2229

5-수산화인돌초산 (5-hydroxyindoleacetic acid, 5-HIAA)

1. 검사 목적

카르시노이드 종양(carcinoid tumor)의 진단

2. 방법

6N 염산이 들어있는 통에 24시간 소변을 모아 고속 액체크로마토그라피법으로 검사한다.

3. 정상치

2~8 mg/day

카르시노이드 종양에서 15 mg/day 이상

4. 이상치를 보이는 경우

증가	감소
식품; 아보카도, 바나나, 가지, 키위, 파인애플, 자두, 호두, 커피 약제; 아세트아미노펜, 암페타민, 에페드린, 플루오우라실, 구아이페네신, 멜파란, 니코틴, 페노바르비탈, 펜톨아민, 레젤핀	식품; 술 약제; 아스피린, 클로프로마진, 코르티코트로핀, 헤파린, 이미프라민, 이소니아지드, 레보도파, 메테나민, 메틸도파, 모노아민산화효소 억제제, 스트렙토조토신 질환; 케톤산혈증

5. 참고사항

1) 카르시노이드에서는 세로토닌 및 다른 활성물질을 분비하여 홍조, 설사, 천식, 우심부전, 펠라그라 모양의 피부발진 등의 다양한 증상(카르시노이드증후군)을 나타낸다. 종양에서 분비되는 활성물질에는 브라디키닌, 혈관활성 장펩티드, 프로스타글란딘 등이 있다.
2) 카르시노이드 종양이 소장이나 대장에 존재할 경우에는 분비되어 문맥혈관으로 들어온 활성물질이 간을 지나면서 비활성화되어 전형적인 증상을 나타내지 않으나 간에 전이가 일어난 후 증상을 일으킨다.
3) 세로토닌이 대사되어 소변으로 배설되는 5-HIAA의 증가는 카르시노이드 종양의 선별검사에 이용된다.
4) 유발시험으로 히스타민 부하검사, 티라민 부하검사, 알코올 부하검사 등을 시행한다.

6. 보험규정

가. 정성

1) 코드; C3221

2) 2008년 상대가치 점수; 21.98

나. 일반

1) 코드; C3222

2) 2008년 상대가치 점수; 74.94

다. 정밀

1) 코드; C3223

2) 2008년 상대가치 점수; 203.48

라. 고성능 액체크로마토그라피법, 가스크로마토그라피법

1) 코드; CX224

2) 2008년 상대가치 점수; 281.94

참고문헌

1) Harrison's Principles of Internal Medicine, 16th edition, p 2225

세로토닌 (5-hydroxytryptamine, 5-HT)

1. 검사 목적

소변 5-HIAA 배설이 증가되지 않거나, 5-hydroxytryptophan만 생산하는 전장(foregut) 종양에 의한 카르시노이드 종양의 진단

2. 방법

고속 액체크로마토그래피(HPLC)법

3. 참고치

50～200 ng/mL, 125～500 ng/10^9 platelet

4. 주의사항

1) 혈중 세로토닌의 대부분은 혈소판에 들어있다. EDTA 튜브에 채혈하고 즉시 4℃에서 150 g 으로 20분간 원심분리 한다. 물이 첨가되면 혈소판이 파괴된다.

2) 카르시노이드 종양의 위치에 따른 임상 증상과 분비물질의 차이

위치	장소	증상	분비물질
전장 (foregut)	기관지	홍조, 눈물, 안면부종, 천식	세로토닌, 히스타민*
	위	전신홍조, 가려움증	5-OH-tryptophan
	십이지장	설사	히스타민, 세로토닌*
	회장	혈관확장, 심장병변	세로토닌, 히스타민*
중장 (midgut)	충수돌기	설사	세로토닌
	대장	안면홍조	세로토닌
후장 (hindgut)	직장	설사	세로토닌

* 미량분비

5. 보험규정

1) 코드

진단검사의학적 방법; C3670

핵의학적방법; C7367

2) 2008년 상대가치 점수

진단검사의학적 방법; 167.83

핵의학적방법; 163.57

참고문헌

1) Harrison's Principles of Internal Medicine, 16th edition, p 2225

INDEX

〉〉 ㄱ

〉〉 ㄴ

〉〉 ㄷ~ㄹ

〉〉 ㅁ~ㅂ

〉〉 ㅅ

〉〉 ㅇ

〉〉 ㅈ

〉〉 ㅊ~ㅋ

〉〉 ㅌ~ㅍ

〉〉 ㅎ

〉〉 영문

〉〉 기타